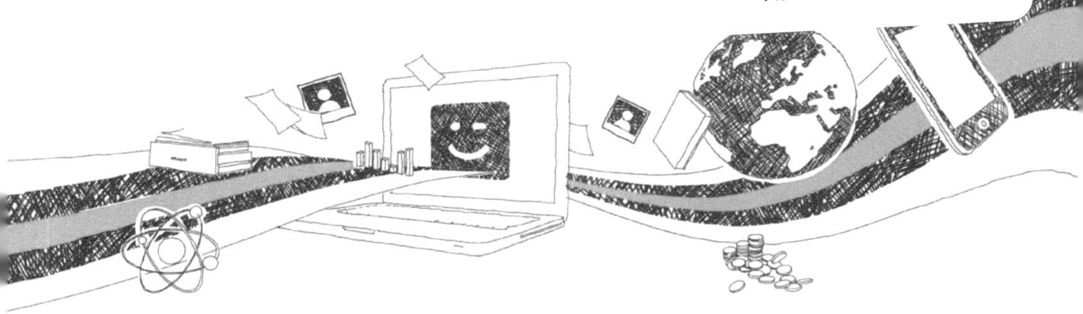

**Bibliografische Information der Deutschen Nationalbibliothek:**

Die Deutsche Bibliothek verzeichnet diese Publikation in der Deutschen Nationalbibliografie; detaillierte bibliografische Daten sind im Internet über http://dnb.d-nb.de/ abrufbar.



**Impressum:**


Druck und Bindung: Books on Demand GmbH, Norderstedt Germany
ISBN: 9783640539765

**Dieses Buch bei GRIN:**

http://www.grin.com/de/e-book/143388/reflexive-konstruktivistische-fachdidaktik-fuer-die-politische-bildung

Marion Pape

# Reflexive konstruktivistische Fachdidaktik für die politische Bildung als Bestandteil der Berufsbildung

GRIN Verlag

**GRIN - Your knowledge has value**

Der GRIN Verlag publiziert seit 1998 wissenschaftliche Arbeiten von Studenten, Hochschullehrern und anderen Akademikern als eBook und gedrucktes Buch. Die Verlagswebsite www.grin.com ist die ideale Plattform zur Veröffentlichung von Hausarbeiten, Abschlussarbeiten, wissenschaftlichen Aufsätzen, Dissertationen und Fachbüchern.

**Besuchen Sie uns im Internet:**

http://www.grin.com/

http://www.facebook.com/grincom

http://www.twitter.com/grin_com

**Fachhochschule Münster**
Fachbereich: Pflege und Gesundheit

Semester: Sommer 2009

# Bachelorarbeit - BA Berufliche Bildung

## Reflexive konstruktivistische Fachdidaktik für die politische Bildung als Bestandteil der Berufsbildung

Marion Pape

Studienfach:
Bachelor Berufliche Bildung /Gesundheit und Pflege

6. Semester

## Gliederung

***„Man kann einem Menschen nichts lehren, man kann ihm nur helfen, sich selbst zu entdecken."***

*Galileo Galilei*

# 1 Einleitung

Politische Bildung steht heute, nicht zuletzt aufgrund vorherrschender gesellschaftlicher Probleme, im Fokus der deutschen Bildungslandschaft. Nun kann sie aber weder verordnet, noch nur mehr im Rahmen freiwilliger Veranstaltungen stattfinden, sondern muss sinnvoll in öffentliches Lehr - Lerngeschehen etabliert werden. Gerade die Berufsbildung, die sich doch auch als Erwachsenenbildung versteht, hat hier einen großen Stellenwert und muss sich dessen auch bewusst sein, will sie ihrem Bildungsauftrag nachkommen. Besuchen doch neben den ca. 9 Millionen Schülern an allgemeinbildenden Schulen, 2,8 Millionen berufsbildende Schulen. In den unterschiedlichsten Bildungsgängen der beruflichen Schulen ist das Fach Politik präsent und gehört somit zu einer der wichtigsten Aufgaben der Berufsbildung. Es bedarf deshalb heute mehr, als sich mit dem Begriff „bedarfs- und ökonomiefreie Menschenbildung" als Zielzuschreibung zu versehen, dieses hehre Ziel will auch erfüllt werden. An dieser Stelle kann es bei weitem nicht reichen, die Lernenden über die Funktionen politischer Gremien und den allgemeinen Demokratiebegriff aufzuklären. Rasche Wissensveränderungen, eine durch die neuen Medien erzeugte Informationsflut, ebenso wie neue Anforderungen in Arbeits- und Berufswelt machen eine didaktische Wendung vom Objekt zum Subjekt hin nötig. Es muss darüberhinaus auch darum gehen, den Lernenden die eigene Beteiligung, das Vertreten und ggf. auch Ändern der eigenen Meinung, bzw. erst deren Auffinden zu ermöglichen. Die Themen des Unterrichtsfaches Politik sollten sich den gegebenen aktuellen Anlässen anpassen lassen können. So könnte auch die „Langsamkeit" der bildungspolitischen Institutionen weitestgehend umgangen werden. Sollen Menschen wirklich einen akzeptablen Grad individueller Mündigkeit erreichen, müssen sie die Möglichkeit bekommen, sich in ihren Kompetenzen zu erproben und diese entsprechend zu fördern bzw. zu erweitern. Mündigkeit hat daneben auch immer mit einem Gegenüber zu tun, dass Mündigkeit nicht akzeptiert, bzw. die eigene höher setzt. Gerade in der Berufsbildung ist die Mündigkeit und Kritikfähigkeit, nicht zuletzt im Hinblick auf gegebene Machtverhältnisse, die Politiklehrer zu vermitteln versuchen, bei den Arbeitgebern nicht unbedingt immer gefragt. Aber wie sollen Menschen mit ihrer Berufsrolle verantwortlich umgehen, gesteht man ihnen keine Verantwortlichkeit zu. Allein Kompetenz zur sinnvollen Kommunikation reicht hier nicht aus und wird dem Potential und den Kapazitäten der Lehrenden, in der beruflichen Bildung, in Berufskollegs, auch nicht gerecht. Man könnte durchaus von Ressourcenverschwendung sprechen. Der Vorwurf, die Berufsschule wäre zu theoretisch, ist ebenso unfair, wie überall zu hören. War nicht gerade das deutsche Bildungssystem, aufgrund der Ausführungen seiner Gründer, stolz auf humanistische Bildung für jeden Einzelnen, ohne Ansehen von Herkunft und Person. Dazu gehört auch politische Bildung, gerade im Hinblick auf ihre Aufgabe zur Konstitution oder Veränderung einer Gesellschaft.

Um politische Erwachsenenbildung planvoll und nachhaltig zu gestalten, müssen allerdings andere Lehr- Lerngeschehen kreiert werden. Sie müssen den Bedürfnissen und den Wirklichkeiten des, die politische Bildung betreffenden Spektrums angepasst werden. Die Freiheit Themen nicht zu behandeln, die niemand zu interessieren scheinen, hat die Berufsbildung nicht. Dies können sich nur private Anbieter politischer Bildung leisten. Auch müssen die Lernenden wissen, was sie sich als neue Grundlage erworben haben, weil sie sich nur so dem nächsten Thema, von einem anderen Punkt ihres Wissenserwerbs heraus und von ihrer eventuell vorgenommenen Wissenskorrektur aus nähern können und so erst wirklich konfliktfähig und diskursfähig werden können.

Man könnte sich den Grundgedanken, der dieser Erarbeitung zugrunde liegenden Vorstellung des Erwerbs von politischer Mündigkeit, in Form einer hermeneutischen Spirale vorstellen. Der Lernende tritt an einer bestimmten Stelle, ob durch persönliches Interesse oder durch eine Lehrveranstaltung motiviert, in die Spirale ein. Erwirbt neue Erkenntnisse und Sichtweisen, folgt der Spirale und steigt irgendwo freiwillig, oder begründet mit dem Ende der Veranstaltung, Ausbildung etc. wieder aus. Wird ein Thema oder ein Aspekt in folgenden Lerngeschehen, ob nun in Veranstaltungen oder privaten Diskussionen wieder berührt, betritt der Lernende die Spirale an anderer Stelle wieder, ausgestattet mit der erworbenen Reflexivität, betrachtet er eine neue Situation von anderer Warte, aber unter Bezug auf das bereits vorher Erworbene. So fällt ihm in Folge, aufgrund der Gewinnung persönlicher Ansichten und Erkenntnisse und dem Wissen darüber, bzw. mithilfe der folgenden Reflektion, vielleicht beim Diskutieren mit Menschen mit politischem „Stammtischwissen" nicht erst das Notwendige ein, wenn die Diskussion bereits beendet ist. Er erkennt Wahl- und Entscheidungsmöglichkeiten und nutzt sie. Nicht zuletzt findet sich hier eines der Ziele politischer Bildung, sich eben reflektiert mit realem politischem Handeln auseinanderzusetzen.

Die vorliegende Erarbeitung stellt sich die Frage, wie aus den Grundgedanken des Konstruktivismus und den Zielen politischer Bildung, übertragen auf den Lernprozess eine Fachdidaktik für die politische Bildung in der Berufsbildung gestaltet werden kann.

Wie müsste ein Analyseraster aussehen, um Anwendung und Durchführung zu sichern und systematisch zu evaluieren, denn nicht nur die Lernenden sollten sich letztendlich der Überprüfung stellen müssen. Politische Bildung im Dialog, im Diskurs und in Eigenregie der Lernenden müsste deren Nachhaltigkeit zugute kommen. Darüberhinaus kann sie den Lehrenden die tägliche Arbeit erleichtern.

Durch die Verbindung von, der ohnedies dem Anspruch politischer Bildung entsprechender Subjektorientierung, mit dem Ziel politischer Mündigkeit, ausgewiesen durch die angestrebten Kompetenzen als Ziel beruflicher Bildung, im Hinblick auf Taxonomiestufen zur Planung und Bewertung, mit Fokus auf im Rahmen von beruflicher Bildung möglicher reflexiver Praxis, soll in dieser Erarbeitung eine anwendbare Fachdidaktik für die politische Bildung im Rahmen der Berufsbildung entstehen. Darüberhinaus soll der Fokus auf der Problemstelle eben jener reflexiven Praxis liegen, der vollständigen Handlung. Durch die Vorgaben des Analyserasters ist eine Handlung erst abgeschlossen, wenn das Raster nach Ende des Unterrichtes voll ausgefüllt ist, somit als neue Ausgangsgrundlage dienen kann.

Im Hinblick auf geschlechtliche Gleichstellung wird in dieser Erarbeitung stets von Schülern und Schülerinnen in dieser Reihenfolge gesprochen, um deutlich zu machen, dass eine Voranstellung der weiblichen Form durchaus auch eine Diskriminierung darstellen kann.

## 2 Theoretische Grundlagen

Im Hinblick auf die Erarbeitung einer Politikdidaktik erkenntnistheoretischen konstruktivistischen Ursprunges, in Anlehnung an berufliche Fort - und Weiterbildung, basieren die Grundlagen auf den im Folgenden zusammengefassten pädagogischen Erarbeitungen. Konstruktivistische Ansätze in der pädagogischen Praxis gab es in den letzten Jahren vermehrt. Sie mögen in der Allgemeinbildung ihre Grenzen haben, scheinen aber demgegenüber in der Berufsbildung, geht es doch gerade hier um Erwachsenenbildung, legitim zu sein. Sie sind vielleicht sogar der einzige Weg und das einzige Mittel, Erwachsene dazu zu bewegen sich wirklich nachhaltig mit dem eigenen Lernen zu beschäftigen und zeigen im Hinblick auf die politische Bildung, mit dem Ziel einer politischen Mündigkeit, ungeahnte Variationsmöglichkeiten. Auch könnten sie vielleicht in der Lage sein, der Kompetenzdebatte und den damit verbundenen Schwierigkeiten im Hinblick auf Erzeugung, Förderung und Bewertung ein Ende zu setzen. Es wird in Zukunft nicht mehr ausreichen, sich darauf zu berufen, nur Inhaltsabfragen seien gerecht zu bewerten. Im Hinblick auf Unterrichtsreformen wird es auch Prüfungsreformen geben müssen. Und die Anfertigung eines Portfolios in jedem Fach dürfte recht schnell dessen Grenzen zu Tage treten lassen.

### 2.1 Konstruktivistische Ansätze in der pädagogischen Praxis

Konstruktivistische Lerntheorien begründen sich laut VOß (2002) auf folgenden Kernthesen:
So zeigt sich hier Lernen durch den Einsatz eigener Werte, Überzeugungen, Muster und Vorerfahrungen. Diese sind darüberhinaus an Kultur und Konvention gebunden. Als Bedrohung für das Lernen und somit als neuralgischen Punkt der konstruktivistischen Ansätze, wie sie zu Beginn der 90er Jahre, begründet aus den Untersuchungen von GLASERSFELD gestaltet wurden, erweist sich eine Einschränkung der Schülerkonstruktion im Rahmen des Unterrichts. Nötig, bzw. folgerichtig ist somit eine Interaktion zwischen Lehrenden und Lernenden, die es dem Lernenden ermöglicht eine eigene Perspektive auf sein Lernen einzunehmen. Dazu muss der Lernende metakognitive Fähigkeiten und Fertigkeiten erwerben und sich darin erproben können.
Zentrale Merkmale sind die Annahme eines individuellen aktiven Lernprozesses, die Betonung der Situativität und die Wichtigkeit einer Lerngemeinschaft.
Für die Gestaltung einer konstruktivistischen Lehrveranstaltung, gleich welchen Inhaltes ergaben sich daraus bestimmte Vorgaben, wie z.B. dass der Wissenserwerb in Zusammenhänge und Situationen eingebettet werden muss. Daneben müssen authentische Lernkontexte und Problemsituationen geschaffen werden. Diese Situationen müssen sich als vom Lernenden veränderbar und gestaltbar zeigen, damit daraus transferierbare Situationen entstehen können. Ein weiteres Instrument auf dem Weg zu Reflexivität ist eine Rückschau. Denn nur aus ihr heraus kann der Lernende Wissen und Bedeutung über den Lerngegenstand selbst herstellen und erhält so die Möglichkeit Perspektiven und Betrachtungsweisen zu wechseln.
(vgl. ARNOLD 2003)

Im Rahmen dieser konstruktivistischen Lerntheorien gibt es bereits in der Praxis erprobte Methoden und Ansätze:

### a) *„Deutungslernen“* SCHÜßLER

Beim Deutungslernen handelt es sich um ein Modell aus der konstruktivistischen Erwachsenenbildung. Das „WIE“ des Lernens rückt in den Fokus, es wird als intrapsychischer Vorgang der Wahrnehmungsverarbeitung betrachtet. Daraus entsteht eine besondere Handlungslogik, da sich Handeln einer Überprüfung stellt, die sich aus der Viabilität mit den eigenen Denkmustern und sozialen Bezügen und Normen zusammensetzt. Diese Handlungslogik führt dazu, dass Inhalte subjektiv aufbereitet werden müssen, da sich ihre Verarbeitung abhängig von Erfahrungen und Ereignissen im Leben des Lernenden zeigt.

### b) *„Anchored - instruction“* BRANSFORD

Der Fokus liegt hier auf einer generativen Lernumgebung, die Lernen in Lernumgebungen verankern soll, um von den Lernenden das Lösen bedeutungshaltiger Probleme in möglichst authentischen Kontexten zu fördern. Dies geschieht z.B. durch die Darstellung eines Problems in einem Fallbeispiel, das Schüler und Schülerinnen in Vertretung lösen. Alle für sie relevanten Informationen sind in die Geschichte integriert, nicht wie im sonst üblichen Problemorientierten Unterricht, bei dem ein Punkt offen bleiben muss, um den Unterschied zwischen Problem und Aufgabe zu definieren.

### c) *„Cognitive - apprenticeship“* COLLINS / BROWN

Bei diesem Modell handelt es sich um die so genannte „Meisterlehre“. Sie ist eine vierstufige Methode aus der betrieblichen Bildung. Die Stufen teilen sich auf in:

1. vorbereiten
2. vormachen und erklären
3. nachmachen
4. üben.

Im Englischen wären es die Begriffe: modelling, coaching, scaffolding, articulation, reflection, exploration, die schon eher konstruktivistischen Bezug erahnen lassen.

### d) *„Cognitive - flexibility“*

In diesem Ansatz sollen Inhaltskomponenten, Komplexitäten und Irregularitäten realer Situationen aufzeigen, damit daraus anhand der folgenden Handlungen multiple Perspektiven des Inhaltes entwickelt werden können. Lernmaterialien sollen in diesem Fall kontextabhängiges Wissen unterstützen, der Unterricht zeigt sich meist fallbasiert und konstruktionsbetont und weist auf vernetzte Wissensquellen und deren Erwerb hin.

(vgl. ARNOLD 1996)

## 2.2 Ermöglichungsdidaktik

Durch die Etablierung neuer Lehr - Lernkulturen in der Erwachsenenbildung, mit Fokus auf selbstgesteuertes Lernen, entstand die so genannte Ermöglichungsdidaktik. Der Lehrende sieht sich hier als Moderator, Berater, Begleiter und Arrangeur von Lerngelegenheiten. Seine traditionelle Rolle als Wissensvermittler entfällt.

Diese Didaktik, auch wenn es um den eigentlichen Didaktikbegriff noch Diskussionsbedarf zu geben scheint, könnte eine Antwort auf bestehende Missstände in der Lehre sein, sozusagen als eine abgeleitete Konsequenz aus der Betrachtung der vorhandenen Unterrichtswirklichkeit, *„die von einer einseitig kausalen Abhängigkeit des Lernens vom Lehren ausgeht."* Der immanente Gegensatz zu althergebrachter Didaktik ist nicht zuletzt der Grund zur gegenwärtigen erziehungswissenschaftlichen Debatte, ob nun die Ermöglichungsdidaktik eine Didaktik sei oder nicht. Während in traditionellen Didaktiken die Lehrenden, nach welchen Prinzipien auch immer, den Unterrichtsinhalt didaktisch reduzieren und aufbereiten, sieht ARNOLD dies als eigentliche Aufgabe der Lernenden an. Im ersten Augenblick recht verwunderlich, aber nicht zuletzt doch logisch, liegen doch die konstruktivistischen Lehr- Lerntheorien, im Hinblick auf Erwachsenenbildung dieser Didaktik zugrunde. Darüberhinaus sieht er besondere Schwierigkeiten in der Einnahme eines objektiven Standpunktes des Lehrenden, der doch, könne und wolle man allen Lernenden gerecht werden, die Ausgangsbasis für eine didaktisch reduzierende Tätigkeit sein müsse.
Die allgemein vorherrschende *„Erzeugungsdidaktik"* scheint, so HEINZE / LOSER / THIEMANN nicht für alle gleich auszusehen, sondern *„(...) je nach den Erwartungen und Bedürfnissen, nach den Erfahrungen und Deutungsshemata, die der Einzelne in den Interpretationsprozess mit einbringt, nicht für alle identisch (objektiv), sondern subjektiv verschieden (ist)."*
(zit. nach ARNOLD 2003)

Im Rahmen der Ermöglichungsdidaktik sollen Settings und Lernsituationen geschaffen werden, die den Lernenden ermöglichen, anhand teils initiierter Störungen einen individuellen Lernprozess in Gang zu setzen und selbstgesteuert zu gestalten. Der Lehrende berät und begleitet, initiiert aber auch die nötigen Störungen um den Lernenden im Hinblick auf Lernautonomie zu fördern. Dementsprechend werden Themen gemeinsam festgelegt und Wissenserwerb, ebenso wie Kompetenzerwerb, durch die Lernenden selbst definiert. In wieweit sie hier die Hilfe des Lehrenden benötigen, zeigt sich durch das Maß an Fremd - bzw. Selbststeuerung, zu dem die Lerngruppe gerade fähig ist. Dieses kann auch Themen- oder Unterrichtsgebunden variieren. In Bezug auf Leistungsfeststellung und -bewertung sieht die Ermöglichungsdidaktik mehr selbstreflektierende Methoden vor z.B. eine Selbstevaluation.
Man könnte also zu dem Schluss kommen, dass ARNOLD Ende der 90er Jahre die Ermöglichungsdidaktik als Gegenpart zur Erzeugungsdidaktik entwickelte, sie geht auch in ihren Grundelementen weit über die subjektorientierte Didaktik von Kösel hinaus und scheint im ersten Moment nur sehr schwer in tatsächlich existierende Systeme der beruflichen Fort - und Weiterbildung transferierbar.
Tatsächlich bietet sie aber einen Erklärungsrahmen für subjektorientiertes Handeln. Sie kann für Lehrende wie Lernende einen Freiraum schaffen, indem die Handlungslogik zwischen Vermitteln und Aneignen, zugunsten von Begleitung und Ermöglichung, sowie Selbststeuerung, erfahrbar wird. Daneben gibt sie den Lernenden die Möglichkeit in einem Schutzraum Verantwortung zu erfahren und zu bewältigen.
(vgl. ARNOLD / SCHÜßLER 2003)

Die Sicht auf Lernen als Prozess, der sich in einer steten autonomen Dynamik befindet, wirft bestimmte Fragen zum Verhältnis Lehren und Lernen auf, die aber nicht dazu führen dürfen, dass Lehren, nur weil es sich vielleicht anders darstellt, obsolet wird.

Es ist aber sicher heute anders zu betrachten, oder wie JUAN IGNACIO POZO es 2000 ausgedrückt hat:
*„Lernen bedeutet nicht mentale Photokopien der Welt herzustellen, noch bedeutet Lehren, ein Fax an das Gehirn der Lernenden zu schicken, damit dieses eine Kopie macht, die der Lehrer am Tag der Prüfung mit dem geschickten Original vergleichen kann.“*

Diese Sichtweise muss aber, wie sich in Veranstaltungen dieser Art gezeigt hat, nicht zu Lasten des Wissenserwerbes geschehen. In Evaluationen ermöglichungsdidaktischer Settings fiel auf, dass gerade hoch - selbstgesteuerte Lernende im Bereich der Fachkompetenz mehr anschlussfähiges Vorwissen für ihren beabsichtigten Lernerfolg aufweisen. Ob dieses nun tatsächlich mehr vorhanden oder mehr benutzbar war, sei erst einmal dahingestellt. Der selbst erlebte Erfolg, im Sinne einer tatsächlich gefühlten Selbstwirksamkeit, kann sich aber sicher nur positiv auswirken. So ist das grundlegende Moment für intrinsische Motivation, das Interesse, gerade ein Problem der politischen Bildung in der Berufsschule. Man könnte einwenden, dann haben wir jetzt zwei Probleme, das mangelnde Interesse der Schüler und Schülerinnen an Politik und das Interesse bzw. dessen Fehlen als Schwachstelle der Ermöglichungsdidaktik. Vielleicht ließe sich aber gerade diese Schwachstelle ermöglichungsdidaktischer Settings unter dem Blickwinkel umgehen, dass man es hier mit Menschen zu tun hat, denen man eine Kompetenzbildung im Hinblick auf ihre spätere Berufstätigkeit transparent machen kann und muss. Darüberhinaus bietet das eingeübte, selbst - verantwortliche Umgehen mit dem jeweiligen Lernstoff eine besondere Auseinandersetzung mit Inhalten, die zum Teil in der politischen Bildung nicht gerade als spannend verschrien sind.
Ermöglichungsdidaktik sieht sich als Begleitung der Kompetenzentwicklung, ihre Relevanzkriterien, wie kulturelle und lebensweltliche Interaktion, führen gemeinsam mit einer Gewichtung auf das Lernklima, zur Förderung metakognitiver Fähigkeiten und somit zu Nachhaltigkeit.
Natürlich gibt es wie TERHART 1999 schon festgestellt hat, bei allen konstruktivistischen Modellversuchen die Notwendigkeit einer Abschwächung, um sie in die Praxis zu transferieren. Da aber gerade in der politischen Bildung der Wissenserwerb nie der vordringliche Grund zu ihrer Ausübung war, zeigt sich hier vielleicht die Möglichkeit einer Umsetzung ohne zu viel Reibungsverlust.

## 2.3 Reflexive Praxis in der Pädagogik

Trotz neuerer Überlegungen und Reformen der Bildungsforschung stehen derzeit im Mittelpunkt didaktischer Bemühungen, im Hinblick auf eine reflexive Praxis, eher auf Makroebene angesiedelte Modelle, wie die Portfolioarbeit. Es geht hier in erster Linie um das Dokumentieren, Reflektieren und Beurteilen von Lernprozessen. Das angelsächsische Konzept *„reflective practice“* ist noch nicht so weit verbreitet, scheint auch laut BRÄUER 2008 eher in der Hochschuldidaktik Einzug halten zu können.

Unter diesem Begriff versteht man dort ein:
*„ (...) in der Praxis des reflektierenden Individuums situiertes metakognitives Handelns (das) nicht nur für die Reflexion nötigen Teilkompetenzen,*
*- Dokumentieren*
*- Analysieren*
*- Interpretieren*
*- Vergleichen*
*- Evaluieren*
*qualifizieren hilft.“*

Es handelt sich somit um ein Zusammenspiel zwischen Reflexion, situiertem Lernen und qualifizierter Praxis. Daraus ergibt sich, nach diesem Verständnis, dass Impulse im Handeln selbst für die Wahrnehmung und Reflexion des eigenen Handelns nötig sind.
BRÄUER veranschaulicht die reflexive Praxis durch die Einteilung in drei Ebenen, die auch für eine Umsetzung eben dieser Praxis, in der Schule nötig zu sein scheinen. Darüberhinaus stellt er die Frage, ob sich reflexive Praxis nur über Sprache bzw. sprachliche Darstellung zu zeigen scheint.
Die erste Ebene beschreibt er mit den Tätigkeiten : *„Dokumentieren und Beschreiben"*.
Als zweite Ebene nennt er *„Analysieren und Interpretieren"* der beiden Tätigkeiten aus der ersten Ebene. Dies geschieht im Hinblick auf eine Vertiefung des Lernprozesses und soll Aussagen zur Qualität geben.
In der dritten Ebene geht es in erster Linie um einen Vergleich des Gelernten mit den Zielen des Individuums und den Erwartungen Dritter, wie etwa Schule oder Berufsfeld. Diese Ebene hat den Zweck der Evaluation und soll einen Blick auf neue Handlungsalternativen ermöglichen.
Nach diesem Konzept wird Tätigkeit als Teil einer Gesamthandlung verstanden und auf die eigene Leistung bezogen. Geleistetes, ebenso wie der Weg dahin, werden evaluiert.
Aussagen zur Qualität und zu Handlungsalternativen sind, laut BRÄUER, das Ergebnis.

Modelle wie dieses sind nicht neu, so gibt es schon seit den 70er Jahren weitere Bestrebungen in Amerika, nicht zuletzt um Leistungen individueller abbilden zu können.
Ein Modell wäre hier zu nennen, das *„meta - ability"*, auch Transferkompetenz - Modell ,nach BETTY GARNERS genannt, das von der Fähigkeit ausgeht, *„ (...) sich als Person mit dem ihr immanenten Denken, Fühlen und Handeln im Kontext sich wandelnder Praxis nachhaltig zu verändern."*
(zit. nach BRÄUER 2008)

In der deutschen Bildungslandschaft beschäftigt man sich, nicht zuletzt aufgrund der reformpädagogischen Bewegungen der letzten Jahre, mit der Portfolioarbeit, die man als eine Methode reflexiver Praxis bezeichnen kann.
Sie beinhaltet drei Diskurse, die sich den Ebenen reflexiver Praxis zuordnen lassen, da sich die Reflexion des Handelns nur bedingt und beschränkt auf einer Ebene und in einem Diskurs als tatsächlich erreichbar zeigt.
*„Das Lernpotential reflexiver Praxis kann offensichtlich erst im Zusammenspiel aller drei Ebenen und Diskurse ausgeschöpft werden"*, so BRÄUER 2008.
Der erste genannte Diskurs ist als privat zu bezeichnen, der Betroffene erhält Klarheit über einen Arbeits- oder Lernprozess, schafft Voraussetzungen für spätere Kontextualisierung und Ursachenforschung.
Im zweiten, dem halböffentlichen Diskurs, sorgt diese Öffnung zum Einen für neue Motivation, darüberhinaus verspricht sie zum Anderen, zusätzliche Informationen und Unterstützung, im Hinblick auf ein erfolgreiches Handeln.
Der dritte, der öffentliche Diskurs, sorgt mittels eines Mediums, geprägt durch eine Präsentation von Erkenntnissen, aus eben dieser reflexiven Praxis, die bereits private und halböffentliche Diskurse durchlaufen hat.
Somit *„(...) kann das Portfolio auch als mögliche Summe aller drei Diskurse reflexiver Praxis verstanden werden, aus der die Planung zukünftigen Handelns erwächst."*
(BRÄUER 2008)

Für den Lehrenden ergibt sich daraus die Forderung nach einer Aufgabenformulierung, für dessen Lösung es beim Lernenden einen konkreten und nachvollziehbaren Zweck gibt.

Auch bereiten, unter Umständen, organisatorische Komponenten reflexiver Praxis Probleme bei deren Durchführung. Als Eckpunkte wären hier in erster Linie Folgende zu nennen:

- Rahmenbedingungen
- Erfahrungen mit Ebene und Medium
- Umgang klar definiert
- Grund zur Reflexion im Hinblick auf Weiterentwicklung
- Reflexion eingebunden in einen sozialen Kontext
- Definierte und kommunizierte Standards für die Evaluation.

Aus diesen Ausführungen ergibt sich, im Hinblick auf die moderne Berufsbildung, ein besonderer Spielraum, scheint doch so ein erfolgreicher Wissens - und Könnenstransfer möglich zu sein. Die reflexive Praxis kann darüberhinaus, eine Beantwortung zur Profilierung der eigenen beruflichen Praxis darstellen und somit zur Weiterentwicklung eines bestimmten Bereiches im jeweiligen Berufsfeld dienen.

Beispiele von Medien reflexiver Praxis gibt es mittlerweile genug, es wären zu nennen:

- Tagebuchschreiben
- Dialog - Journal
- Strukturierter Dialog
- Angeleitetes Storytelling
- Reflexives Sitzungsprotokoll
- Schulweite Steuergruppe
- Schulentwicklungsportfolio

Diese *„(...) Medien integrieren“*, laut BRÄUER, *„auf didaktisch wirkungsvolle Weise die verschiedenen Ebenen reflexiver Praxis, so dass es den Teilnehmer/innen schrittweise gelingt, konkrete Aussagen zur beobachteten Praxis zu formulieren, mit ihren eigenen Kenntnissen zu verknüpfen, neues, erforderliches Wissen zu generieren und anzuwenden.“*

### 2.3.1 Politische Bildung

Stellt man die Begriffe, politische Bildung und Reflexivität, in einen Kontext, so sollte man in erster Linie denken, dass es doch nur logisch sei, dem Erwerb von Mündigkeit und Handlungsfähigkeit Reflexivität voran zu stellen. Leider ist es aber nicht weit her mit der Idee des reflexiven Lernens in der politischen Bildung. Vermehrt werden immer noch Inhalte, anhand ihres Konfliktpotential, aufbereitet, oder es wird Bezug genommen auf reale Probleme bestimmter Zielgruppen, um nicht zuletzt die Motivation der Lernenden zu nutzen. Man könnte meinen, die politische Bildung befände sich seit Jahren im Umbruch, nur das Sprichwort „Wer nicht weiß wohin er will, kommt nie an.“, scheint auch hier zu gelten. Während die Einen immer noch mit der Lernzielproblematik im Hinblick auf Kontroversität hantieren, sind die Anderen noch nicht einmal bereit sich einzugestehen, dass die Betroffenheit der Lernenden das ist, was diese dazu bringt mitzumachen, ob nun im schulischen oder außerschulischen Bereich. Man geht davon aus, dass Vorwissen, Vorerfahrungen und Vorentscheidungen des Lernenden diesen im Hinblick auf seinen Lernprozess beeinflussen. Die alltägliche Erlebniswelt, so UNGERER bereits 1988, vermittelt dem Lernenden, bewusst oder unbewusst, soziale und politische Erfahrungen, sowie Wissenspotentiale und erfordert von ihm Entscheidungen. Sie sei darüberhinaus, führt er weiter aus, die Basis politischer und sozialer Lernprozesse und teilweise auch entscheidender Inhalt für die Auswahl von Bildungsgegenständen. Dies wird nicht so genannt, aber ist es nicht eigentlich eine reflexive Praxis, wenn auch eine, die nur den Lehrenden bekannt zu sein scheint und nicht den Lernenden. Ist es legitim, sie als Trojanisches Pferd zu benutzen, hat man Angst, sie würde verpuffen und intrinsische Motivation ließe sich aus Protest verhindern, wenn man es bekannt machen würde? Für viele an politischer Bildung Beteiligte ist die Motivation des Lernenden mehr als notwendig. Sie sehen politisches Lernen als subjekt-, erfahrungs- und situationsorientiert. Wieder Merkmale von Reflexivität, ohne diese als solche kenntlich zu machen.

UNGERER spezifiziert diese Aussagen noch aus, schreibt er doch:
*„Über die (subjektiven) Erfahrungsbereiche soll der Lernende einen Bestand an sozialwissenschaftlich-politischen Kategorien aufbauen, zu politischer Handlungsbereitschaft über die Verbindung von subjektiven Erfahrungen mit objektiven gesellschaftlichen Strukturen gebracht werden und Herrschaftssysteme und Machtverhältnisse erkennen lernen."*
Die Aufarbeitung von politischen Erfahrungen ist eine wichtige Grundform des politischen Lernens, heißt, dieses steht in einem dialektischen Verhältnis zwischen Individuum und Gesellschaft. Demnach soll ein politischer Lernprozess nun zwischen subjektiver und objektiver Wirklichkeit vermitteln. So sieht UNGERER den Erfahrungsbegriff als didaktische Kategorie und man muss nur ein wenig weiter denken, um sich bewusst zu machen, wie nah man schon an eigentlicher reflexiver Praxis ist, bei gewollten individuellen Umbauten von Erfahrungen zu reflektiertem Wissen.

### 2.3.2 Berufsbildung

Der Berufsbildung mag man viel vorwerfen, im Hinblick auf Reflexivität und reflexives Lernen scheint sie ein Vorreiter zu sein. Nicht zuletzt, durch sich in der Berufs- und Arbeitswelt ständig verändertes Wissen, wird von den in diesem Bereich Tätigen in Bezug auf Fachsystematik und Wissensbegriff mehr erwartet. Durch die Einführung des Lernfeldkonzepts und den damit einhergehenden Spiralcurricula hat die geforderte Reflexivität in der Praxis, jedenfalls was deren Möglichkeiten angeht, einen fruchtbaren Boden vorgefunden, zu dem schon einmal die Rahmenbedingungen stimmen. Wie sie nun wirklich umgesetzt wird, sei erst einmal dahingestellt. Reflexivität verordnen kann man sicher weder Lehrenden noch Lernenden, auch wenn das Vorleben über die Schulkultur eine nicht zu unterschätzende Tragweite haben mag.
Zu Beginn der 70er Jahre, als MERTENS seine Schlüsselqualifikationen formulierte, hätte man allenfalls in der Qualifikation „Vintage-Faktoren" etwas Reflexives erkennen können. Sie sind allerdings auch wenig mehr als eine Bündelung der zuvor definierten allgemeinen Qualifikationen. Im PETRA- Modell der Firma Siemens wurden Schlüsselqualifikationen dann als *„berufs- und fachübergreifende Fähigkeiten"* verstanden.
Aus dem umfassenden Kompetenzbegriff, der chronologisch darauf folgte, ging eine neue berufliche Lehr- Lernkultur hervor, die sich nun auch systematischen Evaluationen, somit Reflektionen stellte.
Als weitergehende logische Konsequenz könnte der Kompetenzpass *„ProfilPASS"* 2006 gelten, der z.B. die über die gesamte Lebensspanne eines Menschen erworbenen Kompetenzen sichtbar machen soll. Die Orte des Lernens können, ausgehend von der Berufsbildung, auch in Haushalt, Familie, Schule oder Wehrdienst, in Praktika und darüberhinaus in besonderen Lebenssituationen liegen. Der Pass dient zur Erfassung, Ermittlung, Bewertung, Bilanzierung und Zielfindung.
(vgl. DIE/DIPF/IES 2006)

„Eine nachfolgende Reflexion dient der Festlegung persönlicher Entwicklungsziele und der Abklärung konkreter Realisierungsmöglichkeiten.“, so EDELMANN und TIPPELT 2007. Somit stellt der „ProfilPASS“ tatsächlich ein Instrument reflexiven Lernens praktisch dar und bringt damit der Berufsbildung neue Möglichkeiten anderes Lernen anzubieten und zu legitimieren.

## 3 Perspektiven der politischen Bildung in der pädagogischen Praxis

Betrachtet man sich die Unterrichtsfächer Politik/ Gesellschaftslehre, Wirtschaftslehre/ Politik oder auch Politik/Geschichte, die u.a. zu den Lehrplänen der Berufskollegs gehören, ist man schneller, als man möchte, beim eigentlichen Dilemma der Berufsschulen allgemein angelangt. Der Diskurs zwischen Betrieben und Pädagogen über das Fach Politik und dessen Sinngehalt kommt zu keinem Konsens und erfährt somit keinen Stillstand. Während die Einen hierin ihren Bildungsauftrag sehen, betrachten die Anderen es als pure Zeitverschwendung. Es kann aber nicht sein, dass ein Staat, der stolz auf seine Demokratie ist und das sicher auch bleiben möchte, die politische Bildung seiner Bürger der privaten Wirtschaft und den darin Tätigen ungeprüft überlässt. Was passiert, wenn man sein Volk „dumm“ hält, ist an anderer, kompetenterer Stelle schon ausreichend beschrieben worden und soll hier nur am Rande neu aufgelegt werden.
Als eine wichtige Perspektive und ein wichtiges Handlungsfeld der politischen Bildung muss somit die politische Bildung in der Berufsbildung gelten. Nicht zuletzt die nun als Unterrichtsergebnisse ausgewiesenen Kompetenzen der Lernenden geben dem Fach Politik eine Menge Spielraum, den Lernenden zu ermöglichen, Medien-Methodenkompetenz, Kommunikations- und Diskursfähigkeit zu erwerben. Ein Gewinn für die Gestaltung, der den Verantwortlichen noch nicht bewusst ist, scheint die Teilnahme aller beteiligten Lernenden des Bildungsganges zu sein. Ist es in der nicht institutionellen politischen Bildung doch meist so, dass sich das Interesse der Lernenden fokussiert und damit einschränkt, z.B. ist es eine Tatsache, dass sich Frauen vermehrt für Veranstaltungen zur Geschlechterfrage interessieren, Männer aber nicht. Sie sind in eben diese Thematik nichtsdestotrotz auch involviert, scheinen aber weniger bis gar kein Interesse dafür zu haben. So bleibt es beim „darüber reden“ und ein Diskurs findet gar nicht erst statt. Wie nachhaltig und wirksam, gerade im Hinblick auf Veränderungen, solche Angebote dann sind, bliebe noch zu erforschen.

Siegfried SCHIELE (1999) hat in seinem Beitrag *„Ein halbes Jahrhundert staatliche politische Bildung in Deutschland“* festgestellt, dass *„es keine Wirkungsgewissheit für Politische Bildung geben kann.“*
Wenig tröstlich oder motivierend, aber dann kann es vielleicht eine Möglichkeit geben, die Lernenden mit Kompetenzen auszustatten, die ihnen helfen, aus Alltagserfahrungen eine Reflektionsgrundlage zu neuem Wissenserwerb zu gestalten und Selbstwirksamkeit zu erfahren. Mit Schlagworten wie *„Wirkungsoptimismus, Messbarkeitsskepsis“* und dem *„biographischen Ansatz“* arbeiten AHLHEIM/HEGER in ihrem 2006 erschienenen Band *„Wirklichkeit und Wirkung politischer Bildung“*, um zu erläutern, was die Beteiligten, Lehrende wie Lernende aktiviert und motiviert, sich politischer Bildung zu stellen. Begriffe wie Selbsttätigkeit und erlebte Verantwortlichkeit kommen leider nicht darin vor, obwohl doch an anderer Stelle die Politikverdrossenheit der Bürger öffentlich beklagt wird.

### 3.1 Politische Bildung in der Neuzeit

Laut dem *„Handbuch der politischen Bildung"* (SANDER 1997), gibt es drei Grundgedanken, die politischer Bildung erfahrungsgemäß zugrunde liegen. Die Begriffe *„Herrschaftslegitimation, Mission und Mündigkeit"* dienen als Leitlinie für unterschiedliche Antwortrichtungen auf die Frage, wozu politische Bildung im Sinne einer angestrebten sinnvollen, bewusst geplanten, politischen Sozialisation der Lernenden hilfreich und gut sein kann.
Man kann darüberhinaus davon ausgehen, dass sich Inhalte an dieser Stelle grob unterteilen lassen:
In einen Teil, hier die zu erwerbenden „Richtigkeiten" genannt, hierin enthalten ist das Staatssystem, das nötige Verständnis der Staatsform Demokratie und die Verpflichtung sich daran zu beteiligen.
Mit dem anderen Teil werden unerwünschte Verhaltensweisen, wie Gewalt, oder allgemeine Gesellschaftsübel abgehandelt, wie z.B. Rechtsextremismus, Islamismus, Werteverlust etc.
Betrachtet man sich die oben genannten Begriffe, so zeigt sich, dass mit den Worten *„Herrschaftslegitimation"* und *„Mission"* eine andere pädagogische Sichtweise auf den Lernenden einhergeht, mit dem Begriff *„Mündigkeit"* rückt man bewusst vom Objekt, sprich vom Wissen ab und sieht das Subjekt, den Lernenden im Fokus der politischen Bildung. (vgl. SANDER 1997)
Es scheint allerdings, als wäre der Lernende nur im Hinblick auf das Ziel der Mündigkeit als Subjekt zu sehen. Dabei ist gerade dieses Grundmuster das Einzige, das sich mit den Grundrechten deutscher Bürger in Einklang bringen lässt. Grundrecht als zu vermittelndes Wissen, aber nicht als Prämisse politischer Bildung?
Politische Bildung soll, laut SANDER, als Instrument zum Verständnis und zur Verbesserung gesellschaftspolitischer Zustände dienen und die Einzelnen an Verpflichtung zu Teilnahme und Veränderung gemahnen.

Ausreichend Spielraum bieten Themen und Inhalte wie:

- Demokratieentwicklung
- Arbeit und Beruf
- Außenpolitik und Globalisierung
- Migration, Interkultureller Dialog
- Sozialpolitik, Familienpolitik, Gesundheitspolitik
- Europa, Europäische Union
- Deutsche Geschichte, Gedenkstättenarbeit
- Kommunalpolitik
- Ökologie und Umweltpolitik
- Ethik und Philosophie
- Sicherheitspolitik, Friedens- und Konfliktforschung
- Medien
- Gender und Geschlechterfragen
- Bildungspolitik
- Wirtschaftspolitik, Ökonomie
- Prävention von Rechtsextremismus, Fremdenfeindlichkeit
- Politisches System der BRD
- Jugendpolitik

usw.

(vgl. AHLHEIM/HEGER 2007)

### 3.1.1 Hintergründe

Die Frage nach dem Hintergrund politischer Bildung, zeigt historische Muster einer Antwort für ein Problem, das sicher so alt ist, wie die ersten menschlichen Gemeinschaften. Zeigt sich politische Bildung doch konstitutiv für alle Gesellschaften, selbst für die Ungewöhnlichsten. Über diesen Weg werden, unerheblich wie er sich nennt, gesellschaftliche Wissensstände, Wertvorstellungen und Einstellungen an die folgende Generation weitergegeben. Die Kenntnis und das Einhalten dieser Vorgaben sorgt für die Stabilität der Gesellschaft und führt zu ihrem Fortbestehen, womit sich auch die Tatsache erklären lässt, wieso manche glauben, die Mündigkeit nicht als alleiniges Ziel ansehen zu können. Politische Bildung geschieht die meiste Zeit unbewusst, durch Elternhaus, Kindergarten etc.
Laut SANDER (1997) begleitet die politische Bildung in der Neuzeit das Problem der Institutionalisierung, schon in der Geschichte sah sich im Fokus des Selbstverständnisses politischer Bildung ihre Funktion in der Anpassung der Lernenden an bestehende Verhältnisse, sei es durch Wissensbildung, durch Verhaltenslehre oder durch Gesinnungsbildung. (vgl. FISCHER 1973)
Diese Zweckbestimmung ließ sich zum Teil auch am Namen des zu unterrichtenden Faches ableiten, wie z.B. Staatsbürgerkunde in den Anfängen der Berufsbildung und heute noch in der Krankenpflegeausbildung.
Im Jahr 1944 schrieb der Erziehungstheoretiker Huber, die Jugend müsse politisiert werden. Somit wurden alle schulischen Inhalte nationalsozialistisch eingefärbt, ohne den Inhalt sachlich stehen zu lassen, bzw. um bewusst zu verhindern, dass ein Inhalt kritisch bewertet werden kann. Hier ging es eindeutig um eine Herrschaftslegitimation, wie sie in Diktaturen üblich ist.
Ein anderes Grundmuster politischer Bildung wurde in dieser Erarbeitung schon einmal als Begründung für den Bildungsauftrag der Berufskollegs genannt, es geht um die Ansätze neuhumanistischer Bildungsreformer aus den Anfängen des 19. Jahrhunderts. Die „Vernunft“ als Mittel zur Organisation einer Gesellschaftsform.
Dieses Grundmuster findet sich auch in den Konzepten der *„re - education“*, mit der die Alliierten nach 1945 eine demokratische Neuorientierung des Erziehungswesens in Deutschland umsetzen wollten. So heißt es, in einem Dokument der amerikanischen Kommission zur Erziehung vom 29.4.1946:

*„ Schon die Erhaltung einer Demokratie fordert von jedem einzelnen Bürger Wissen und klares soziales Zielbewusstsein. Wie viel mehr gilt dies für ihren Aufbau von Grund aus! Diese Vorbedingung im Geist und Herz des deutschen Volkes, der Alten wie der Jungen, zu schaffen wird Geduld und viel Klugheit erfordern. Das einzige und beste Werkzeug, um noch im gegenwärtigen Geschlecht in Deutschland eine Demokratie zu errichten, ist Erziehung.“*
(zitiert nach SANDER 1989)

Politische Bildung funktionierte bislang als Instrument *„top down“*, um entweder im Sinne eines politischen Programms, oder regierungsamtlich Theorien und Strategien zu vermitteln. Im Blick auf geschichtliche Hintergründe nicht zu vergessen, ist Bildungsarbeit aus oppositionell politischer Position heraus, wie z.B. die Bildungsarbeit der Arbeiter im 19. und 20. Jahrhundert.

### 3.1.2 Ziele

Neben den bereits angesprochenen Zielen, wie die Ausbildung eines demokratischen Politikverständnisses, des Erhaltes einer Staatsform, hat die politische Bildung zum Ziel, zur Verbesserung gesellschaftlicher Zustände beizutragen, in dem sie dem Einzelnen eine Verantwortlichkeit zuschreibt und ihn diese erleben und erproben lässt.
Die Erwartungen an politische Bildung sind nur selten in ihren Zielen zu finden, was in der Natur der Sache zu liegen scheint. Zum Einen ist es nicht möglich, alle notwendigen Bereiche abzudecken, zum Anderen kann man niemand dazu bewegen sich auseinanderzusetzen, wenn ihm das Interesse, der Zugang und als Folge die Motivation fehlt. Darüberhinaus wird in pluralen Gesellschaften nie eine einheitliche Antwort auf die Frage nach dem Lerninhalt zu finden sein. Die Bezugswissenschaften der politischen Bildung, wie Soziologie, Politikwissenschaft und Wirtschaftswissenschaft bieten daneben noch ausreichend Diskussionspotential, darüber was wichtig sei und was nicht. Übliche didaktische Prinzipien im Hinblick auf den, aus dem Bildungsinhalt zu reduzierenden, Bildungsgehalt scheinen hier obsolet zu sein. Es bleibt aber, frei nach KLAFKI, die Direktive, dass man Lernende immer wissen lassen muss, warum sie etwas lernen sollen.
In letzter Konsequenz muss es im Lernprozess um eine reflexive Auseinandersetzung mit politischer Realität gehen, um die Hinführung „wissender, reflektierter Bürger" zu höherem Erkenntnisgewinn. Mag im ersten Moment pathetisch klingen, scheint aber im Endeffekt die einzige Antwort zu sein, will man verhindern, dass politische Bildung dazu dient, instrumentalisiert zu werden, zum Gegenstand, zur Vermittlung, erwünschter politischer Gesinnung.
Versucht man die Dimensionen politischer Bildung auf einen Punkt zu bringen, so klingen Leitideen wie Reflexionsfähigkeit, Konfliktfähigkeit, Toleranz, Solidarität und Handlungsbereitschaft, als Determinanten politischer Mündigkeit, eher beängstigend, als durch Lehren wirklich zu vermitteln.

Selbst in der 2001 aufgelegten Rahmenvorgabe zur politischen Bildung des Ministeriums für Schule und Weiterbildung des Landes Nordrhein - Westfalen (Schule in NRW Nr. 5000) wird auf dieses Technologiedefizit hingewiesen:
*„Wertvorstellungen können nicht verordnet werden, sondern müssen sich in einem kommunikativen, selbstreflexiven Prozess bilden."*

Trotzdem kommt man nicht umhin Ziele zu definieren, ein reflektiertes Grundverständnis der Rechts- und Verfassungsordnung etwa, wichtig ist aber auch, dass Sachverhalte, Meinungen und Dinge, die in der Öffentlichkeit kontrovers diskutiert werden, auch im Unterricht kontrovers bleiben dürfen bzw. müssen. Darüberhinaus sind die Leitideen der Rahmenvorgabe nur als Orientierungspunkte zu sehen, die für die Planung des Lehrenden wichtig, aber nicht ausreichend sein können.

Wie KERSTING (2008) feststellt, hat sich die mobilisierte Partizipation der Bürger zugunsten einer spontanen Partizipation gewandelt. Seine Definition politischer Partizipation rückt die Beteiligung der Bürger, im repräsentativen politischen System, in den Vordergrund. Darüberhinaus wird deutlich, dass sich in der Partizipationsforschung gezeigt hat, dass seit den 60er Jahren von institutionellen Ansätzen, wie der „top down" Mobilisierung abgerückt wird, um vermehrt auf eine intrinsisch motivierte Beteiligung zu setzen.
Bedingen Lernziele eine Begründung und Rechtfertigung, gerade in der politischen Bildung, so sieht man, wie schwer es ist, eben diesen oben genannten Vorgaben nachzukommen. Überträgt man nun, wie in der beruflichen Bildung seit längerem üblich die „alten" Lernziele in die „neuen" Kompetenzen, so kommt man zwar den Forderungen

und Erwartungen an politische Bildung näher, man macht sich die Arbeit aber nicht unbedingt leichter. Es scheint dadurch auch schwieriger geworden zu sein, das Erreichen oder Verpassen eines Lernzieles zu bewerten. In älteren Werken zur politischen Bildung wie z.B. MICKEL/ZITZLAFF (1988) bestimmt die Intention und Inhaltsauswahl des Lehrenden das Lehrziel. Dadurch bestimmt sie auch im Sinne traditioneller didaktischer Vorgehensweisen das Bewertungsraster im Hinblick auf das Lernziel, für den Erwerb und die Messbarkeit von Kompetenzen scheint hier kein Raum zu sein.

### 3.1.3 Aktuelle Herausforderungen

MASSING (2009) sieht politische Bildung, nach dem Mauerfall 1989, in zentraler Bedeutung für die Demokratie Deutschlands. Seiner Meinung nach, sind es aktuell die Prozesse der Globalisierung, durch die die Demokratie in eine grundlegende Reflektion ihrer sozialen, zeitlichen, sachlichen und räumlichen Bestandsbedingungen und Bestandsvoraussetzungen hineinbezogen wird und durch die sich Fragen nach neuen Aufgaben und Bedingungen politischer Bildung stellen. Er sieht darüberhinaus, den Konflikt als Dreh- und Angelpunkt politischer Bildung, ob es sich nun, um innerdeutsche oder internationale Konflikte handelt, sei erst einmal dahingestellt.
Nachdem GIESECKE sich 1965, in seiner *„Didaktik der politischen Bildung"*, der Erziehung zum Konflikt und dem Konfliktverhalten gewidmet hatte, markierte er damit den Beginn einer Phase politischer Bildung, die den heutigen Anforderungen, schon allein aufgrund der Informationsflut durch neue Medien, nicht mehr standhalten kann. Wer kann schon einen Konflikt in der Mitte vieler weiterer als solchen erkennen und ihn dementsprechend behandeln. Musste sich nach GIESECKE, das was Politik ist, daran messen lassen, wie kontrovers es ist, so scheint heute eher nötig, erkennen zu lassen, dass sich unter Umständen Konflikte als nicht lösbar oder nur bedingt lösbar zeigen. Die Komplexität politischer Wirklichkeit hat sich in den letzten Jahren vervielfacht und es erfordert metakognitive Fähigkeiten und Fertigkeiten, sich in diesem Dschungel der politischen Zusammenhänge zurechtzufinden. Gerieten bereits in der 60er und 70er Jahren Bildungsziele in einen Widerstreit, so sind es nach wie vor allenthalben die Zielkonzeptionen, die sich gegensätzlich darstellen. Der aufbrechende Gegensatz zwischen *„konservativ"* und *„progressiv"* zeigt den Stand der politikdidaktischen Diskussion , ebenso wie die Uneinheitlichkeit in der bildungspolitischen Kontroverse um Literatur zur politischen Bildung.
(vgl. MASSING 2009)

Seit 1989 steht die politische Bildung vor dem Anspruch einen Konsens zu finden, in dem sich die beiden ehemals geteilten Hälften Deutschlands wieder zusammen finden sollen. Es müssen Lösungen gefunden werden, um Lernenden die Frage nach den Chancen eines vereinten Deutschlands ebenso beantworten zu können, wie die Fragen nach aus der Vereinigung entstehenden Problemen und Herausforderungen. Daneben muss sich politische Bildung heute aber auch mit den Altlasten geschichtlicher Entwicklungen beschäftigen, wie z.B. den Vorwürfen und Gesellschaftsdiagnosen, z.B. der industriellen Risikogesellschaft von BECK.

Sieht man die Aufgabe von politischer Bildung ganz traditionell im Sinne politischer Sozialisation, so bleiben als neue Herausforderungen bestimmte Fixpunkte im Fokus der Planung und Durchführung politischer Bildung. Diese sind darüberhinaus auch für die Agenda der politischen Sozialisationsforschung relevant:

- Legitimationsdefizite der politischen Institutionen („Politikverdrossenheit“ und „Wahlmüdigkeit“)
- die Verarbeitung der Umbrüche nach der Wiedervereinigung
- die Folgen der Globalisierung und der Ökonomisierung von Politik und Gesellschaft
- abweichende, normativ oder funktional als problematisch gewertete Einstellungen und Verhaltensweisen („Fremdenfeindlichkeit“, „Orientierungslosigkeit“ oder „Gewaltbereitschaft“)

(vgl. Handwörterbuch des politischen Systems der Bundesrepublik Deutschland 2009)

### 3.2 Politikunterricht in der beruflichen Bildung

Als Felder politischer Bildung in der Schule wären zum Einen der Fachunterricht, zum Anderen alle weiteren Fächer je nach ihrer Beteiligungsmöglichkeit zu nennen. Während der Fachunterricht ausgewiesen ist, durch die Runderlasse für die jeweilige Schulform, die den Aufgaben politischer Bildung in systematischer Form entsprechen, sind die anderen Fächerinhalte durch pädagogische Leitvorstellungen im Rahmen fachlicher Schwerpunkte geregelt. Politische Bildung versteht sich hier als fester Bestandteil der Schulkultur. Zentraler Ort ist der Fachunterricht, auch innerhalb der beruflichen Bildung, an dieser Stelle geht es um die Vermittlung von politischem Wissen und die Entwicklung politischer Urteils- und Handlungskompetenz. Konstitutives Prinzip ist auch hier laut Rahmenvorgabe Nr. 5000 des Landes NRW eine Orientierung an den Bezugswissenschaften Politikwissenschaft, Soziologie und Wirtschaftswissenschaft. Ein Fächerübergriff sorgt für die nötigen Determinanten, für ein fachlich, berufsbezogenes Lernen, ob nun in einem Bildungsgang innerhalb des Lernfeldkonzeptes, oder um einen Bildungsgang wie die Fachoberschule oder das berufliche Gymnasium.
Im Fach Politik/Gesellschaftslehre zeigt sich fächerverbindender Politikunterricht in kontinuierlicher Form, da politische Bildung hier in Verbindung mit Geschichte und Erdkunde realisiert wird.
Im Fach Arbeitslehre steht der Politikunterricht in Verbindung zu Technik, Wirtschaft und Hauswirtschaft und der *„Lernbereich soll auch die Handlungsfähigkeit der Schüler und Schülerinnen in einer durch Arbeit bestimmten Gesellschaft fördern.“*
(vgl. Rahmenvorgabe NRW Nr. 5000)

Fächerübergreifend zeigt sich politische Bildung also ausgerechnet in der Berufsbildung, nicht nur im Lernfeldkonzept, sondern auch in integrativer, kooperativer Form in Projekten. Gerade hier lassen sich besondere Vorteile für den Politikunterricht in der beruflichen Bildung erkennen, da sich durch das fächerverbindende Arbeiten die Vielschichtigkeit und Veränderbarkeit des Gegenstandes Politik so transparent machen lassen. Das Aufheben von Fachgrenzen wird erleichtert, indem bestimmte Problematiken in den Fokus des Unterrichtsgeschehens gestellt werden. Die Intensität der Auseinandersetzung steigt somit durch das gemeinsame Thema.

Laut HARTH (2008) gibt es derzeit wenig Beachtung für die berufliche Bildung von Seiten der Politikdidaktik. Er sieht die Ursachen hierfür, im Fachprofil der Lehrenden, die meist einen Zugang über den Erwerb der Lehrbefähigung zur Sekundarstufe I oder II haben.
Die politische Bildung ist aber in der Berufsbildung nicht zu vernachlässigen, da über diesen Weg die rund 2,8 Millionen Schüler und Schülerinnen, in unzähligen Bereichen der unterschiedlichen Bildungsgänge, an beruflichen Schulen erreicht werden können. Die Hinwendung zur Lernfeldorientierung hat bislang keinen Widerhall in der Politikdidaktik gefunden.

Da die Lernfeldorientierung ihre curriculare Struktur nicht allein auf einer Fachlogik begründet, mit ihrer Hilfe sogar Kompetenzen, deren Erwerb und deren Messbarkeit die Angabe von Lernzielen abgelöst haben, ist dies eigentlich verwunderlich. Ließe sich doch hier gerade ein Problem politischer Bildung, nämlich die Nicht - Messbarkeit von politischer Mündigkeit umgehen. Es scheint auch allein die Politikdidaktik zu sein, die keinerlei Anläufe macht, sich dem Lernfeldkonzept und der darin enthaltenen fächerübergreifenden Gestaltung zu nähern, die Fachdidaktiken anderer allgemeinbildender Fächer sehen sich hier wohl schon aufgrund ihrer nicht so ernst genommenen Legitimation eher in einem Handlungsbedarf. Aber darf sich politische Bildung ausruhen?

HARTH kommt darüberhinaus zu dem Schluss, dass
*„(...) das Ignorieren der tiefgreifenden Veränderung der curricularen Struktur und Unterrichtsorganisation in den beruflichen Bildungsgängen durch die politische Bildung wenig zur Steigerung der Qualität des Faches beitragen. Indem viele Politiklehrerinnen und -lehrer im Verharren auf dem eigenen Fachunterricht und im Ignorieren der grundlegenden Bedingungen des Bildungsgangs einen Schutz vor beruflicher Verwertbarkeit und der Gefahr der Marginalisierung des Politikunterrichts sehen, versperren sie den Blick auf das Gestaltungspotenzial durch die partielle Integration in den beruflichen Zusammenhang und tragen damit indirekt - auch und gerade in der Wahrnehmung der Schülerinnen und Schüler - alles andere als zur Stärkung des Faches bei."*

### 3.2.1 Hintergründe

Liegt der Kern politischer Bildung im Politikunterricht selbst, so ist auch hier die Wissensvermittlung nicht als Selbstzweck zu sehen. Das Fach soll laut Lehrplan (Schule in NRW NR. 40012) zur gesellschaftlichen Kompetenzentwicklung und Identitätsbildung der Schüler und Schülerinnen beitragen, indem es auch fachbezogene Methoden zur Wahrnehmung, Analyse und Erklärung gesellschaftlicher Sachverhalte zur Verfügung stellt. Hierdurch sollen die Vorgehensweisen in den natur- technik- und wirtschaftswissenschaftlichen Disziplinen anderer Fächer vertieft und ergänzt werden.
Verantwortlicher Umgang mit den neuen Medien ist darüberhinaus eine fächerübergreifende Aufgabe im Bildungsgang, dennoch sieht der Lehrplan in der Vermittlung von Medienkompetenz die hervorstechende, somit wesentliche Aufgabe für das Fach Politik.
Politische Mündigkeit, an dieser Stelle wieder die Leitidee politischer Bildung, setzt Kommunikationskompetenz voraus. Es geht dabei nicht nur um personale Interaktion, sondern auch um den Umgang mit Medien, als wichtiger Bestandteil lebensbegleitenden politischen Lernens.
Medien sind ein Gegenstand, wenn nicht sogar der Gegenstand politischer Bildung, sie dienen nicht zuletzt als zentrale Instanz der Politikvermittlung. Sind darüberhinaus ein politischer Faktor, da sie als integraler Teil des politischen Prozesses zu betrachten sind. In der sozialen Marktwirtschaft haben sie Ökonomiefunktion und ihre Inhalte und Formen bringen Gegenstände und politische Auseinandersetzungen hervor. Daneben haben sie einen großen Anteil am Leben Jugendlicher und junger Erwachsener, sie dienen deren politischer Sozialisation und beeinflussen Wahrnehmungen, Wertvorstellungen und Verhaltensweisen.
Die Online - Nutzung in Deutschland steigt stetig, so nutzten laut HARTH (2009) im ersten Quartal 2007, mehr als zwei Drittel der Deutschen über zehn Jahren das Internet. Mehr als die Hälfte dieser Gruppe betätigte sich täglich im worldwideweb. Es zeigte sich auch, dass

der Computer für die meisten Jugendlichen im Moment wichtiger ist als das Fernsehen. Dieser Trend wird sich sicher, nicht zuletzt aufgrund neuer technischer Entwicklungen, weiter verstärken. Auch wenn die Nachfrage nicht in erster Linie bei der Suche nach politischer Information anzusiedeln ist, so zeigt sich das Onlinemedium tatsächlich als Herausforderung politischer Bildung. Ein Beispiel für diese neue Nutzung virtueller Medien zeigt sich, laut HARTH (2009), am Beispiel der Online - Enzyklopädie Wikipedia, wobei die schwankende Qualität der Einträge die Grenzen dieser Einrichtung offensichtlich macht.
Trotzdem scheinen Ermutigungen im Hinblick auf das Internet als Medium politischer Bildung nicht irrelevant zu sein.
HARTH zieht bereits 2000, in seiner einschlägigen Dissertation *„Das Internet als Herausforderung politischer Bildung"* den Schluss, dass das Internet politische Bildung als Inhalt und Medium auf vielfältige Weise herausfordere, weil es sowohl ein Potential zur Veränderung der Funktionsweise von Demokratie und damit zur latenten Transformation des Politischen aufweise und als Setting politischer Bildung latent und nachhaltig transformieren könne. *„Das Internet ist (...) selbst eine Antwort auf diese Herausforderung."*
Allerdings bleibt natürlich eine Betrachtung der Vorgänge im Internet nur eine Momentaufnahme, da es sich als dynamisches Medium stets wandelt. Nichtsdestotrotz ist es aus der politischen Welt nicht mehr wegzudenken und jeder Lernende sollte dahingehend unterstützt werden, es als Informationsportal ebenso wie als Kommunikationsplattform kritisch und reflexiv nutzen zu können.

### 3.2.2 Ziele

Zu den Zielen des Politikunterricht gehört, neben einem reflektierten Grundverständnis der Rechts - und Verfassungsordnung, ausgewiesener Maßen auch eine eigenständige, reflektierte politische Urteils- und Handlungskompetenz im Umgang mit Medien zu entwickeln bzw. zu vertiefen oder zu erweitern.
Politische Medienbildung kann vorhandene Medienkompetenz nutzen. Diese dient dazu Realitätsebenen angemessen zu unterscheiden und zu bewerten. Sie ermöglicht es, Ebenen als politisch wahrzunehmen und Hintergründe und Entwicklungen zu betrachten. Darüberhinaus hilft sie, die Entwicklung und Verbreitung von Medien, im Hinblick auf ökonomische Zusammenhänge, zu reflektieren. Dies alles sind Grundlagen, die es dem Lernenden ermöglichen, sich vom „Stammtisch" - Politisieren zu lösen und politisches Engagement nicht auf Formen oberflächlicher Interaktivität zu beschränken.
Neben dem Selbstverständnis des Faches und den entsprechenden Qualifikationsansprüchen des Bildungsganges müssen aber darüberhinaus Kompetenzen in den Fokus genommen werden, die es den Schülern und Schülerinnen ermöglichen sollen, die Wahrnehmung und Entwicklung ihrer Bürgerrolle in der Demokratie zu definieren. Daneben erfordert das Fach Politik in der beruflichen Bildung die Vermittlung von Kompetenzen, die für die Bewältigung anspruchsvoller beruflicher Aufgaben ebenso von Nutzen sind, wie für die Aufnahme eines Studiums nach Erwerb der Fachhochschulreife.
Die im Lehrplan angegebenen Problemfelder haben exemplarische Bedeutung, sie ermöglichen andere Themenbereiche und Inhalte und initiieren berufs- und schulspezifische Akzentuierungen in Absprache mit anderen Fächern. Die eigentlichen Ziele politischer Bildung, in der beruflichen Bildung, zeigen sich im ersten Moment als wenig unterschiedlich im Vergleich zu den allgemeinen Leitideen und Zielen allgemeiner politischer Bildung. Beeinflussungsfaktoren sind allerdings, nicht zuletzt im Hinblick auf didaktische Analyse und systematische Planung, die unterschiedlichen beruflichen Entwicklungszusammenhänge im jeweiligen Berufsfeld und die sich daraus ergebenden

Determinanten der jeweiligen Ausgangslage. Das Fach, soll laut Lehrplan, einen Beitrag zur Angleichung vorhandener Kompetenzen der Schüler und Schülerinnen leisten und zugleich den Prozess der Kompetenzentwicklung, in diesem Sinne besonders die im Hinblick auf eigenständiges Lernen weiter entwickeln. Politikunterricht zur Aufhebung von Heterogenität scheint in Anbetracht der Zielgruppen beruflicher Bildung schon im Vorfeld zum Scheitern verurteilt, wenn dieser Gedanke nicht sowieso schon dem allgemeinen Anspruch politischer Bildung zu widersprechen scheint.

### 3.2.3 Institutionelle Bedingungen

Das Fach Politik/Gesellschaftslehre ist in der Berufsbildung, meist mit 80 Stunden im allgemeinbildenden Bereich der Lernfelder vertreten. Wie die Umsetzung des Lernfeldkonzeptes derzeit gehandhabt wird, steht nicht im Mittelpunkt dieser Arbeit, wird somit nicht weiter in die nähere Betrachtung mit einbezogen. Bislang ist aber definitiv nur an wenigen Schulen die Stundentafel aufgehoben worden, was eine Voraussetzung für eine erfolgreiche Umsetzung des Konzeptes wäre. Es wird meist weiter im 45 - Minuten Takt unterrichtet. Die Schulen entscheiden in Eigenverantwortung, ob es sich beim Fach Politik um ein schriftliches oder ein nicht - schriftliches Fach des entsprechenden Bildungsganges handelt.

Für die Gestaltung der Inhalte und die Auseinandersetzung der Lerngegenstände wurde im Jahr 1977, als Antwort auf das Konsensproblem in der politischen Bildung, der *„Beutelsbacher Konsens"* im Hinblick auf drei Grundsätze formuliert. Diese haben nach wie vor Bedeutung und sind im Folgenden:

1. ***Überwältigungsverbot:***
*„Es ist nicht erlaubt, den Schüler - mit welchen Mitteln auch immer - im Sinn erwünschter Meinungen zu überrumpeln und damit an der Gewinnung eines selbstständigen Urteils zu hindern. Hier genau verläuft nämlich die Grenze zwischen Politischer Bildung und Indoktrination. Indoktrination aber ist unvereinbar mit der Rolle des Lehrers in einer demokratischen Gesellschaft und der - rundum akzeptierten - Zielvorstellung von der Mündigkeit des Schülers."*

2. ***Kontroversitätsgebot:***
*„ Was in Wissenschaft und Politik kontrovers ist, muß auch im Unterricht kontrovers erscheinen. Diese Forderung ist mit der vorgenannten aufs engste verknüpft, denn wenn unterschiedliche Standpunkte unter den Tisch fallen, Optionen unterschlagen werden, Alternativen unerörtert bleiben, ist der Weg zur Indoktrination beschritten."*

3. ***Analysefähigkeit und Interessenlage der Schüler:***
*„Der Schüler muß in die Lage versetzt werden, eine politische Situation und seine eigene Interessenlage zu analysieren sowie nach Mitteln und Wegen zu suchen, die vorgefundene Lage im Sinne seiner Interessen zu beeinflussen."*

(zit. nach SCHIELE, S./ SCHNEIDER, H.(Hrsg.), Das Konsensproblem in der Politischen Bildung, Stuttgart 1977)

### 3.2.4 Rahmenrichtlinien und Lehrpläne und deren Verfallsdatum

Für das Land NRW gibt es eine vom Ministerium für Schule und Weiterbildung das Landes Nordrhein - Westfalens herausgegebene Rahmenvorgabe zur politischen Bildung. Die erste Auflage ist aus dem Jahr 2001. Diese wird jedes Jahr ohne Überarbeitung, in einem als solchen ausgewiesen, unverändertem Nachdruck wieder neu aufgelegt. Mit ihr liegt eine, für die Schulformen und Bildungsgänge übergreifende, curriculare Grundlage für die Fächer der politischen Bildung vor.

Sie umfasst z.B.

- Bereiche des Sachunterrichtes in der Grundschule
- die Fächer Politik und Arbeitslehre an der Hauptschule
- die Fächer Politik und Sozialwissenschaften an der Realschule
- die Fächer Politik, Arbeitslehre und Gesellschaftslehre an der Gesamtschule
- das Fach Politik und das Fach Wirtschaft im Wahlpflichtbereich der Sek. I des Gymnasiums
- die entsprechenden Fächer der Sonderschulen
- die entsprechenden Fächer, mit genauerer Differenzierung, am Berufskolleg
- in der gymnasialen Oberstufe das Fach Sozialwissenschaften
- im Weiterbildungskolleg die Fächer Volkswirtschaftslehre, Soziologie, sowie Geschichte/ Sozialwissenschaften
- die Rahmenvorgabe gilt auch für die Empfehlungen zum Fach Politik für bilinguale Bildungsgänge.

In der Rahmenvorgabe werden darüberhinaus Problemfelder, Ziele und zentrale Inhalts- und Problemaspekte dargestellt. Prinzipien der Themenauswahl und Lernprogression zeigen sich an Inhalts- bzw. Kompetenzerwerb gebunden. Vorgegeben wird weiter ein Spiralcurriculum, im Hinblick auf eine Zunahme der Selbstständigkeit der Lernenden. Es soll vermieden werden, Themenbereiche bestimmten Altersstufen zuzuordnen.
Als Prinzip der Methodenvorgabe zeigen sich fachdidaktisch politikspezifische Methoden, wie Diskussion und Planspiel, oder Zukunftswerkstatt. Genauer muss es hier am Berufskolleg sicher vermehrt um Methoden gehen, die Handlungsorientierung unterstützen, für ein Setting sorgen, das eine vollständige Handlung nicht nur andeutet, sondern beinhaltet und sich aus Methoden zur Analyse, zur Produktorientierung, sowie Präsentationen, zum simulativen Handeln und zur Kooperation und Kommunikation nutzen lassen. Die Rolle des Lehrenden zeigt sich vielfältig, als informierender Experte, als Moderator, ebenso wie als Helfer, Berater und Begleiter.
Der zur weiteren Differenzierung und Planung folgende Lehrplan, der einzelnen Bildungsgänge, legt fest, welche Mindestanforderungen und Mindeststandards zum Erwerb des Bildungszieles nötig sind.
Die Lernerfolgskontrolle und Leistungsbewertung soll Leistungsanforderungen mit individueller Förderung verbinden. Wie in jedem anderen Fach soll laut Rahmenvorgabe der Politikunterricht Lern - und Leistungsbereitschaft der Schüler und Schülerinnen wecken, Lernfortschritte anbahnen und überprüfen, Leistungen bewerten und Unterricht evaluieren. Hierbei ist leider zu bedenken, dass sich die Ziele politischer Bildung, wie politische Urteilsfähigkeit und Entwicklung politischen Interesses jeglicher empirischer Beurteilung und Überprüfung entziehen. Darüberhinaus ist eine Bewertung im Sinne des Anspruches politischer Bildung gar nicht angemessen und somit nicht durchzuführen. Aber bleibt nicht ein Makel am Fach Politik, wenn man Kompetenzerwerb als nicht messbar deklariert und somit dem Hauptziel der politischen Bildung den eigentlich nötigen Abschluss zur systematischen Evaluation und neuen Gestaltung entzieht? So entwickeln

sich neue Unterrichtsreformen, neue Ausbildungsverfahren, aber man sieht sich nicht in der Lage Kompetenzerwerb zu messen und transparent zu bewerten. Nicht allein aus dieser Tatsache heraus entsteht ein Problem, mit dem sich gerade Politiklehrer nach jeder Zeugnisvergabe herumschlagen müssen. Sie hatten es meist schon schwer eine Zensur zu geben, im Anschluss daran müssen sie dann mit den beteiligten Schülern und Schülerinnen, oder deren Eltern noch in einen Austausch, bezüglich der gegebenen Zensur, gehen. Leider lässt sich dieses Problem auch durch klare Aussagen über Kriterien und Methoden der Leistungsbewertung nicht aus der Welt schaffen.

*„Was bleibt für ein Ausweg?“*

Eine genaue Einteilung in Taxonomiestufen, die reflexives Lernen im Hinblick auf den Erwerb metakognitiver Fähigkeiten transparent machen und somit auch vom Lernenden selbst, in Eigeneinschätzung zu neuem Kompetenzerwerb genutzt werden können.

Die Schwammigkeit der Rahmenvorgaben sorgt für deren Langlebigkeit. In den Lehrplänen und Rahmenrichtlinien zur Erprobung wird dann zwar näher auf politische Thematiken und deren Problemfelder eingegangen, sie bieten aber nur wenig Handhabe im Hinblick auf didaktische Reduktion und Unterrichtsgestaltung im Hinblick auf Kompetenzerwerb. Auch kann als Antwort, auf sachgerechten Umgang mit Heterogenität , in der heutigen Einwanderungsgesellschaft nicht das „Gleichmachen“ der Schüler und Schülerinnen mittels des Politikunterrichtes das Ziel sein.

So bleiben die Inhalte und curricularen Hinweise wenig spezifisch und sind zum Teil aufgrund der Inhalte der Berufsfelder gar nicht umsetzbar. Dem Politiklehrer bleibt nichts übrig, als nach eigenen Präferenzen auszuwählen, will er sich nicht an einer bestimmten Fachdidaktik orientieren. Wählt er nun im besten Sinne, auf Grund der Lebenswirklichkeit der Schüler und Schülerinnen und seiner eigenen Interessenlage aus, so hat er keine Vorgaben, die zu einer gerechten Leistungsfeststellung und -bewertung führen können, zieht er nicht etwa eine allgemein didaktische Analyse der Erzeugungsdidaktik zu Rate und seine Überprüfungen führen zu einem heiteren „Scrabble“, das dem Anspruch politischer Bildung nicht annähernd gerecht wird. Somit haben meines Erachtens Rahmenvorgaben bewusst kein Verfallsdatum, sind aber dementsprechend wenig aktuell und somit nur mäßig zur konstruktiven Gestaltung und Auswertung in der politischen Bildung heranzuziehen. Eine Hilfestellung sind sie nicht, egal, ob sie nun aus dem Jahr 1972, wie in der Allgemeinbildung oder aus dem Jahr 2001, wie in der Berufsbildung stammen.

## 4 Reflexive konstruktivistische Fachdidaktik für Inhalte der politischen Bildung

Nun kann man sich die Frage stellen, wieso sich gerade der, Menschen individualisierende, Konstruktivismus als Grundlage für eine Didaktik der politischen Bildung eignen soll? Betrachtet man aber wie LUHMANN die Kommunikation und nicht den Menschen selbst als Grundbegriff systemtheoretischer Gesellschaftsbeschreibung und Medium autopoietischer Systembildung, so kommt man dem heutigen Verständnis und dem Anspruch politischer Bildung schon näher. Wenn Wissen eine perspektivische Eigenkonstruktion ist und Lernen sich somit immer als Selbst - Lernen und unabhängig von Lehren darstellt, so eröffnen sich hier gerade der politischen Bildung neue Ansätze und Herangehensweisen. Man kann das Technologiedefizit umgehen, sich vielleicht sogar wirklich teilweise von alteuropäischen anthropologischen Grundannahmen und europäischer Bildungssemantik lösen, wenn auch nur in diesem speziellen Fall, in dem alles Erlernte grundsätzlich individuell ist und auf dieses Individuum zurück geworfen wird.

Der Erkenntnisgewinn steht an dieser Stelle gewollt in Zusammenhang mit einer individuellen Handlungsfähigkeit im Verhältnis von Denken, Wahrnehmung und Wirklichkeit.
(vgl. RUSTEMEYER 1999)

Im Rahmen dieser Fachdidaktik soll Lernen sich als reflexives Lernen verstehen. Darüberhinaus sollen die Prinzipien konstruktivistischen Unterrichts nach DUBS (1995) mit Ergänzungen der Autorin verbunden werden, um eine neue Möglichkeit der didaktischen Gestaltung zu schaffen. (zit. nach TERHART 1999)

*„Der Inhalt wird mit realistischen Problemstellungen verknüpft"*
- und neu interpretiert. Diese Interpretation wird dokumentiert oder präsentiert.

*„Lernen als aktiver Prozess, notwendiges Wissen wird im Kontext mit dem Vorwissen und der eigenen Erfahrung neu konstruiert."*
Gleichzeitig werden die eigenen Relevanzfilter im Hinblick auf Inhalte und deren Wahrnehmung transparent gemacht und gegebenenfalls neu justiert. Mittels Taxonomiestufen können sich Lernende selbst einschätzen und Lernerfahrungen nachhaltig und sinnvoll planen. Diese Taxonomiestufen bieten darüberhinaus dem Lehrenden eine Grundlage zu einer gerechten Leistungsfeststellung - und bewertung ohne die soziale Bezugsnorm.

*„Lernen in kollektiven Prozessen, Diskussion der individuellen Interpretation, entworfener Hypothesen und möglicher Lösungen."*
Typische Methoden der politischen Bildung wie Diskussion etc. lassen Kontroversität als etwas Normales entstehen. Das Stehenlassen anderer Meinungen kann eingeübt und erprobt werden. Sinngebung und Sinnregulation in individueller Schüler - und Schülerinnenhand.

*„Fehler, bzw. vorherrschende nicht angebrachte Meinungen, sind bedeutsam, müssen besprochen und korrigiert werden, bzw. bei zwei entstandenen Meinungen darf keine als Fehler gedeutet werden."*
Respekt vor der Meinung Anderer muss eingeübt werden und gibt Sicherheit im Umgang mit Menschen, die ohne nähere Kenntnisse politisieren.

*„Lernerfahrungen müssen an Interessen und realem Wissensschatz der Lernenden orientiert sein."*
Es besteht Bedarf nach einer Ausrichtung auf Motivation und Beteiligung, allerdings müssen auch berufsspezifische Bedingungen mit aufgenommen werden können. Der Lernende muss eine Wertschätzung seine Meinung betreffend erfahren, die ihn im Folgenden zu weiterer Beteiligung animieren kann.

*„Verbindung von kognitiven Aspekten des Lernens, Gefühlen, sowie persönlicher Identifikation."*
Zum Einen wird mehr verlangt als Wissenserwerb, zum Anderen kann man nicht davon ausgehen, dass man mit politischer Bildung an einem Nullpunkt des Lernenden beginnt. Politische Bildung hat heute Bezüge zu allen Lebensbereichen der Lernenden und für jeden einen individuellen Bezugspunkt, der klar definiert werden muss.

*„Leistungsfeststellung - und bewertung in Selbstevaluation."*
Durch die eigene Bewertung und Klarheit, um eigene Lernfortschritte, aufgrund geplanten Vorgehens, zeigt sich als Folge eine Verbesserung der Lernstrategien.

Sicher gibt es eine Menge Überschneidungen zwischen konstruktivistischen und allgemeindidaktischen Konzeptionen. Aber sind sie in der praktischen Unterrichtsdurchführung tatsächlich nicht zu unterscheiden?
Der politischen Bildung kann man nicht den Vorwurf machen, dass ihre Inhaltlichkeit durch konstruktivistische Vorgehensweisen ihren sinnstiftenden Charakter verlieren würde, da eben dieser nie allein im Fokus politischer Bildung stehen kann. Die Machbarkeit von Freiwilligkeit im Rahmen einer Lehrveranstaltung zeigt sich vielleicht auch im Hinblick auf eine Beteiligung der Lernenden innerhalb des Unterrichtsgeschehens und lässt sich mit den in der weiteren Erarbeitung definierten Taxonomiestufen messen. Somit entfällt in der politischen Bildung nicht der Anlass zum Unterricht, es besteht aber die Veranlassung Unterrichtsgeschehen in anderer Weise zu planen.
TERHART sieht 1999 neben den oben beschriebenen Bereichen, die Problembereiche konstruktivistisch-didaktischen Denkens im Verhältnis von Erfinden und Entdecken, gerade hier kann vielleicht die Taxonomiestufe „Wiederentdecken", auf die später näher eingegangen wird, ein Instrument der Übersetzung und des Transfers des Wissens bzw. der Handlungsmuster sein.
Die Entwicklung von Taxonomiestufen als Abbildung des Erwerbs reflexiver Fähigkeiten, als Grundlage für didaktische Überlegungen, im Hinblick auf gemeinsame Themen- und Inhaltsauswahl durch Lernende und Lehrende, ebenso wie für gerechte Leistungsfeststellung und - bewertung, sind das nun folgende Ergebnis dieser Erarbeitung.

## 4.1 Allgemeine Grundlage der Erarbeitung

Im Folgenden soll ein Instrument entstehen, dass sich von Lernenden und Lehrenden nutzen lässt, um den Politikunterricht in der Berufsschule planvoll zu gestalten und systematisch evaluieren zu können. Die Verbindung von Subjektorientierung, auf Basis des Konstruktivismus, als zugrunde liegender Erkenntnistheorie, im Sinne der Ermöglichungsdidaktik, mit Blick auf die Ziele politischer Bildung und den in der Berufsbildung maßgeblichen Kompetenzen und den damit einhergehenden Schwierigkeiten mag erst einmal vermessen klingen.
Damit diese didaktischen Grundüberlegungen aber nicht bei einer Theoriebildung ohne pragmatischen Anspruch bleiben, soll sich die Praktikabilität anhand eines Analyserasters erweisen. Mittels der ausgewiesenen Taxonomiestufen, die sich hier nicht in einer Hierarchie befinden, wie z.B. bei BLOOM, sollte dies möglich sein. Das Analyseraster dient in der letzten Konsequenz nicht nur der Inhaltsauswahl, nach den durch die Theoriebildung vorgegebenen Prämissen, sondern auch der Bewertung und Selbsteinschätzung der Lernenden und des Lehrenden im Hinblick auf eine Zielformulierung in Einbezug des gesamten Lernprozesses, schulisch wie außerschulisch. Denn politische Bildung sollte jeden möglichen Bezug nutzen um den Lernenden im Hinblick auf politische Urteilsfähigkeit und Handlungsfähigkeit, im Hinblick auf politische Mündigkeit zu unterstützen. Mithilfe des Rasters, das jeder Schüler erhält, kann er sich selbst im Hinblick auf politische Urteils- und Handlungsfähigkeit reflektieren, sich selbst bewerten und sich dann der Bewertung des Lehrenden stellen. So ließe sich vielleicht auch das Problem der Notengebung der Politiklehrer umgehen bzw. aufgrund von Einigkeit und Transparenz würde es wegfallen können.

## 4.2 Ziele

Mit dem Analyseraster sollen Inhalte und Themen politischer Bildung im Hinblick auf Vorwissen und Anforderungen, des bzw. an den Lernenden, dargestellt werden. Der Lehrende kann je nach Fremd - und Selbststeuerung der Lerngruppe entweder das Raster zur didaktischen Auswahl nutzen, oder es gemeinsam mit den Schülern und Schülerinnen individuell basiert einsetzen. So hat jeder Lernende seine eigene politische Bildung sozusagen in der Hand, ohne damit überfordert zu werden, da es nur darum geht, den Ist - Zustand zu erkennen, um ihn zu verbessern und Bezüge herzustellen, um intrinsische Motivation zu wecken bzw. Lebenswelt wirklich als Anknüpfungspunkt nutzen zu können.

Zugrunde liegen dem Raster die bipolaren Verhältnisvariablen humanistischer Pädagogik nach DAUBER 1997.

1. Das Verhältnis von Alltagserfahrung und zielgerichtetem Handeln
2. Das Verhältnis von informellen sozialen Strukturen und formellen Strukturen der Arbeitsteilung
3. Das Verhältnis von eigenen, fremden, internen und externen Ressourcen.

Des Weiteren richtet es sich nach den ebenfalls von DAUBER formulierten *„Basisinitiativen der Selbstorganisation"*.
Diese wurden von ihm 1997 in Phasen dargestellt, sie wurden in das Raster bewusst ohne Phasierung eingebaut.

1. Eigene Alltagserfahrungen
2. Informelle Gruppenstruktur
3. Interne Ressourcen und Kompetenzen
4. Zielvorstellungen als Handlungsziele
5. Formelle Arbeitsteilung
6. Externe Ressourcen und Kompetenzen.

(vgl. DAUBER 1997)

In Verbindung mit den von SANDER 2007 festgehaltenen Inhaltsaspekten politischer Bildung und deren wechselseitiger Verflechtung, wie z.B. politische Ereignisse, Situationen, Probleme und Konflikte lässt sich in erster Linie eine politische Wahrnehmung an der Oberfläche initiieren. Um auf eine tiefere Ebene zu gelangen ist es nötig, dass der Lernende sich freiwillig in den Lernprozess begibt. Es kann heute nicht mehr darum gehen, als wichtigste Ziele politischer Bildung mit Begriffen wie Wahrnehmung, Interpretation und Rezeption zu arbeiten.

## 4.3 Besonderheiten

Das beschriebene Raster zur Analyse politischer Themen und Inhaltsauswahl hat eine Doppelfunktion, so dass es sich auch zur individuellen Leistungsfeststellung und -bewertung nutzen lässt. Somit sorgt es, gerade im Politikunterricht, für eine gerechtere Bewertung, da der Lernprozess des Einzelnen im Fokus steht und in seiner Dynamik betrachtet werden kann. Darüberhinaus hat es eine so genannte didaktische Doppeldeckerfunktion, da es durch seine Anwendung die Lernenden dazu bringt zu Reflektieren und die Reflexion in die neuen Überlegungen miteinzubeziehen. Reflektion kann man nicht verordnen, dieses Technologiedefizit wird hier somit umgangen.

Da das Raster immer wieder verwendet werden kann, hilft es dabei, ein Spiralcurriculum tatsächlich zu nutzen und für alle Beteiligten transparent zu machen. Es kann als Raster zur Planung der Unterrichtsaktivitäten mit Schülerbeteiligung dienen, ist somit auch ein Planungsraster für ermöglichungsdidaktische Settings. Hebt somit konstruktivistischen Unterricht aus den Vorwürfen der Schwammigkeit, ohne Rahmenbedingungen negieren zu müssen. Vielleicht bietet es sogar die Möglichkeit Stundentafeln aufzuheben, in dem man längere Unterrichtseinheiten plant, Schüler und Schülerinnen können sehr kreativ sein und wenn sie bei ihren Planungen Wertschätzung erfahren, fällt es ihnen sicher leichter sich in tiefere Ebenen politischer Bildung zu begeben, als es eine rezeptive Haltung, die doch heute leider, durch frühere Lehrveranstaltungen tief sozialisiert oft vorherrscht, je vermögen könnte. Das Raster macht den Zusammenhang und auch die Differenz politischer Urteilsfähigkeit und politischer Handlungsfähigkeit transparent und gibt einen Blick auf die Hinführung zu politischer Mündigkeit des Einzelnen frei. Es sorgt für eine angemessene Stabilität und Nachhaltigkeit des Erreichten, da sich die Lernenden auch einer eigenen Bewertung stellen müssen und durch die Gegenüberstellung von Bewertung des Lehrenden, Selbsteinschätzung und Zufriedenheitsformulierung Klarheit über die eigene Selbstwirksamkeit erhalten können.
Abschliessend bleibt festzuhalten, dass das Raster Anforderungsbereiche vereint und den geforderten Kompetenzerwerb gezielt planbar und transparent macht. Es dient somit einer gerechten Leistungsfeststellung und - bewertung. Im Rahmen einer Wiederholung bietet es die Möglichkeit mit einem neuen Thema Stärken und Schwächen aufzudecken.
Bleibt man bei ermöglichungsdidaktischen Settings, so bietet es dem Lehrenden die Möglichkeit Störungen gezielt zu initiieren, da er durch die bereits verwandten Raster viel Spielraum hat Diskussionen oder Streitfragen anzuregen.

### 4.3.1 Kompetenzerwerb der Lernenden im Hinblick auf Messbarkeit und Bewertung

Im Hinblick auf das reflexive Lernen im Rahmen politischer Bildung bietet das Analyseraster neben den bereits beschriebenen Vorteilen, die Möglichkeit sich in andere Bereiche transferieren zu lassen. Die Taxonomiestufen beschreiben Kompetenzen, die sich in anderen Lebensbereichen ebenso zeigen werden wie im Politikunterricht. Die Lernenden erfahren, dass die Auseinandersetzung mit Stärken und auch mit Schwächen ein wichtiger Punkt des Lernens ist. Beginnen sie ihre Reflektionen zu überdenken, so überdenken sie auch ihr eigenes Vorgehen in anderen Lehrveranstaltungen. Vielleicht werden sie ein bisschen unbequemer, dies kann in der politischen Bildung aber nur gewollt sein. Erwerb von Methoden- und auch Medienkompetenz findet gezielt statt und zeigt sich durch die tiefere Beschäftigung mit Planung, Durchführung und Evaluation nachhaltiger. Reflexive Tätigkeiten wie wahrnehmen, auswählen, dokumentieren, analysieren, bewerten und kommunizieren gehören somit zum täglichen Unterricht und bleiben nicht Instrumenten wie dem Portfolio vorbehalten, dessen Nutzung allein durch seinen Umfang Grenzen hat. Man kann davon ausgehen, dass durch die Vielfältigkeit der Taxonomiestufen, die in keiner Hierarchie stehen, je nach Schüler oder Schülerin individuelle Kompetenzdefizite aufgedeckt und dementsprechend gehandelt werden kann.

### 4.3.2 Herausforderungen der politischen Bildung im Hinblick auf die Berufsbildung

Gerade für die berufliche Bildung scheint es noch kein gelungenes Konzept für die politische Bildung zu geben. Es gibt Stimmen, die dies auch nicht für nötig erachten, sehen sie doch bewusst im Fach Politik ein allgemeinbildendes Fach, das ihrer Meinung nach auch ein solches bleiben soll.

Andere behaupten in der beruflichen Bildung, ob nun im Bereich der Technik, oder der Wirtschaft sei es wichtig, den Bezug zum Beruf herzustellen. Die Forderungen nach einer berufsbezogenen politischen Bildung können sich aber nicht auf den Erwerb von berufsbezogenem Wissen im Hinblick auf Rechtsvorschriften, Verordnungen und Berufsvereinigungen und deren Wirkungskreise erstrecken. Vielmehr muss sie dafür sorgen, dass Lernende sich mit ihrer Berufsrolle und den in gewissem Maße eigentlich, auf welcher Ebene auch immer, mehr oder weniger politischen Herausforderungen, die jeder Beruf mit sich bringt, auseinandersetzen können. Nur so kann das Ziel politischer Bildung im Hinblick auf die berufliche Bildung erreicht werden. Es muss klar gestellt werden können, dass z.B. Menschen sich Technik zu Nutze machen sollen und nicht Technik und Ökonomie den Menschen nutzen dürfen. Darüberhinaus hat diese Mehrperspektivität den Sinn, dass sich Lernende selbsttätig an ihrer Arbeitswelt beteiligen und ihre vielen verschiedenen Rollen, die aus ihrer Berufstätigkeit entstehen, wahrnehmen, erkennen und ausfüllen können.
Die politische Bildung ist schon seit Gründung der ersten Berufsschulen in deren Lehrplänen verankert, wurde bereits von KERSCHENSTEINER (1854-1932) im Rahmen des Faches Staatsbürgerkunde als wichtig erachtet. Dieses in der Weimarer Verfassung (Art. 148) benannte Fach war ursprünglich nur für die Berufsschulen und nicht für die allgemeinbildenden Schulen vorgesehen. Laut BERKE 1988 bestand die Aufgabe dieses Faches darin, „(...) den Schüler und Lehrling (nicht nur) in die Berufs - und Arbeitswelt einzuführen, sondern er sollte gleichzeitig auch Orientierungen über die wirtschaftliche, soziale, politische und kulturelle Umwelt des Berufes erhalten.“ Die Zielangaben sind entsprechend der oben bereits erwähnten Themenbereiche mit ihren rechtlichen, sozialen, wirtschaftlichen, politischen und historischen Verflechtungen zu gestalten. Gesellschaftliches Umfeld, Arbeit und Beruf, soziale Sicherung, Industrie und Gesellschaft, Kommunikationsprozesse, politisches System in Deutschland und internationale Politik bieten ausreichend Spielraum, dürfen aber letztendlich nicht als vollständig angesehen werden, wenn es z.B. und die Kompetenzbereiche im Hinblick auf berufliche Handlungskompetenz geht.

### 4.3.3 Reflexivität mehr als ein Schlagwort!

Es bleibt zu hoffen, dass mit dieser Vorgehensweise aus dem Schlagwort Reflexivität ein erlebbarer Zustand werden kann. Anhand der zu Reflexivität führenden Taxonomiestufen sollen sich Lernende darin üben. Sie sollen erkennen, anhand der praktischen Anwendung, wo ihr Erfahrungswissen ihnen keinen Spielraum lässt, politisch zu urteilen oder zu handeln. Der Versuch diese beiden Aspekte in einen Einklang zu bringen, verlangt eine Auseinandersetzung mit sich selbst und mit Anderen mittels des Themas des Unterrichts. Somit ein Lernen nach dem Motto:

*„Im Blick zurück den Blick nach vorn“.*
(VOLKWEIN 2006)

Die Taxonomiestufen lassen sich wie folgt beschreiben:
(von Lernerseite)

**Schweigend Zuhören - schweigend Lernen - wiederentdecken**
Mit dieser Stufe ist das Innehalten gemeint, der Lernende soll sich erst einmal in Ruhe mit den ersten Assoziationen auseinandersetzen, die ein Thema bei ihm auslöst. Durch den späteren Austausch mit Anderen werden ihm eigene Aspekte bewusster und er kann sich

überlegen wie diese im Spannungsverhältnis im Hinblick auf politische Mündigkeit zu betrachten sind. Es findet ein Wiederentdecken statt.

**Themen / Probleme definieren**
Im Rahmen curricularer Vorgaben gibt es zur Themenplanung viel Spielraum. An dieser Stelle können Probleme, Situationen, Einstellungen und auch Erfahrungsberichte, das Oberthema betreffend, variabel dokumentiert und als Ausgangslage definiert werden.

**Vorwissen / Vorerfahrungen interpretieren**
Der Lernende macht sich bewusst welche Erfahrungen er hat und wie er bislang damit umgegangen ist, bzw. wie er sie in sein Weltbild eingebaut hat. Er kann aber auch zu dem Schluss kommen noch keine Erfahrungen oder Wissen zu haben.

**Alternativen definieren / nutzen**
Hier geht es zum Einen darum, Quellen zu unterscheiden, bzw. sich erst bewusst zu machen, dass man Manches nur „vom hören sagen" weiß. Zum Anderen können Alternativen, das Thema betreffend, aufbereitet werden um als Plan B zu fungieren, wenn bereits begonnene Planungen in eine Sackgasse zu führen scheinen, weil sie z.B. zu keinem nennenswerten Ergebnis führen können.

**Wahrnehmen und Fühlen**
Der Lernende macht sich bewusst, wie er sich im Umgang mit dem Thema fühlt und versucht sich damit auseinanderzusetzen um sich den eigenen Relevanzfiltern, die zum Teil aus Emotionen bestehen zu nähern.

**Hierarchische Abhängigkeiten von Experten definieren**
Um wirklich Mündigkeit zu erlangen, muss Lernenden bewusst werden, wie oft sie Dinge übernehmen, weil sie mitten in einem Sozialisationsprozess stecken. Sowie Experten als solche definiert werden, kann der Frage auf die Spur gegangen werden, warum der Eine dies und der Andere das sagt. Damit bekommt der Lernende die Möglichkeit sich eine eigene Meinung zu bilden, aber auch Machtverhältnisse annehmen und reproduzieren zu können.

**Kontroversität erkennen und formulieren**
Unter dieser Stufe wird im Austausch mit Anderen klar, wie vielfältig Meinungen und auch deren Gewinnungswege sein können.

**Handlungsziele kommunizieren und präsentieren**
Kernstück der Planung und Möglichkeit in einen Diskurs mit Anderen zu gehen, für den man sich in Sozial - und Personalkompetenz üben muss. Somit eine Taxonomiestufe, die sich variabel zeigt.

**Zufriedenheit als Erfolg definieren und als neue Ausgangsgrundlage festhalten**
Diese Taxonomiestufe bietet Gelegenheit zur Evaluation und steht im Spektrum der Leistungsfeststellung und Selbsteinschätzung des Lernenden. Es soll sich hiermit ermöglichen, die Tatsache zu umgehen, dass sich Erfolg des Einen am Misserfolg eines Anderen darstellen muss.

(von Lehrerseite)

**Schweigend Zuhören - schweigend Lernen - wiederentdecken**
Bietet dem Lehrenden die Möglichkeit, die Lage in der Lerngruppe zu sondieren ohne sich auf das Gebiet der spekulativen Bedingungsanalysen begeben zu müssen.

**Themen / Probleme definieren**
Diese Stufe bietet dem Lehrenden die Möglichkeit Themen einzugrenzen, ihnen Aktualität zu geben, oder sie der Lerngruppe im Hinblick auf die Inszenierung von Störungen zu offerieren.

**Vorwissen / Vorerfahrungen interpretieren**
An dieser Stelle können vorhergehende Lehrveranstaltungen oder auch Zuschreibungen der einzelnen Bildungsgänge anhand der Lehrpläne und Vergleichbarkeit der Schulabschlüsse mit in den Blick genommen werden.

**Alternativen definieren / nutzen**
Platz für Plan B, schafft Freiheit im Unterrichten und Setting gestalten, ebenso wenn Lernende Nebenschauplätze eröffnen, die zum Thema gehören und deshalb nicht unter den Tisch fallen dürfen.

**Wahrnehmen und Fühlen**
Auch Lehreremotionen sind Relevanzfilter!

**Hierarchische Abhängigkeiten von Experten definieren**
Neutralitätsgebot und Verfassungstreue als Problem politischer Bildung, mitunter auch ein Problem der Unterrichtsplanung des Politikunterrichts. Diese Stufe dient hier der Reflektion des Lehrerverhaltens im Hinblick auf oben genannte Aspekte.

**Kontroversität erkennen und formulieren**
Die Methodenplanung muss je nach Fremd - und Selbststeuerung der Lerngruppe diesen Part mit übernehmen. Sollte also für den Lehrer ein Auswahlaspekt sein.

**Handlungsziele kommunizieren und präsentieren**
Um Unterricht transparent zu machen, sollten die Lernenden die Ziele kennen, bzw. sollten diese gemeinsam mit dem Lehrenden besprechen und präsentieren.

**Zufriedenheit als Erfolg definieren und als neue Ausgangsgrundlage festhalten**
Auch Lehrer brauchen Zufriedenheit und müssen sich diese bewusst machen. Darüberhinaus ist es manchmal ganz hilfreich bei sich selbst mit der Fehlerkultur anzufangen und diese dann wirklich mehr zu einer Verbesserung zu nutzen, als gemachte Fehler zu bedauern.

## 4.4 Schematisierung der Lehrveranstaltung

Im nun beginnenden Kapitel geht es um die Legende des Analyserasters. Es soll hier nicht um die direkte Planung des Unterrichts gehen, da es sich um Überlegungen zu einer Didaktik und nicht zu einem Unterrichtskonzept handelt. Eine Phasierung ist im Hinblick auf die didaktischen Grundlagen obsolet, sie kann durch den Lehrenden nach seinem Gusto verwandt werden.

Das Raster ist von allen, am Unterricht Beteiligten in Eigenarbeit auszufüllen. Eine Einführung ist in allen Fällen nötig. Bei nur mäßig selbstgesteuerten Lerngruppen muss der Lehrende unter Umständen einige Zeit für einen Informationsinput aufwenden. Er kann, sollte sich eine Zusammenarbeit als fraglich herausstellen, bzw. die Lerngruppe wenig motiviert sein, wie man es zuweilen in Berufsschulklassen antrifft, die Politikunterricht im besten Fall für eine Auszeit für das Gehirn halten, das Raster auch nur zur eigenen Planung heranziehen und sich selbst im Anschluss reflektieren und evaluieren. Der Erkenntnisgewinn über das eigene Tun und Lassen wird sicher im Hinblick auf weitere Unterrichtsgeschehen hilfreich sein. In der Lerngruppe gibt es mittels des Instruments einen Austausch im Hinblick auf das zu behandelnde Thema.

Die Anwendung bietet ein breites Spektrum der Planungsmöglichkeiten:

**Minimalbereich**
Über die Taxonomiestufe „Handlungsziele kommunizieren und präsentieren", tauschen sich die Schüler im Hinblick auf den eigentlichen Unterricht aus. Daneben können sie dem Lehrenden Anhaltspunkte geben, wie der Unterricht gestaltet werden muss, um möglichst viele Schüler und Schülerinnen zu erreichen. Vorwissen und Vorerfahrungen werden transparent und können zur weiteren thematischen Erarbeitung genutzt werden.
An dieser Stelle bietet das Raster auch eine Grundlage für den handlungsorientierten Unterricht oder für die Planung eines Projektes. Die Schüler und Schülerinnen legen offen, welche Methoden sie schon genutzt haben, es kann darüberhinaus ein Abgleich zur Medienkompetenz stattfinden.

**Maximalbereich**
Im allgemeinen Austausch kann sich herausstellen, dass das Thema von den Schülern didaktisch reduziert und auf einen Ausgangskontext gebracht wurde. Sie gehen dann dazu über die genaue Lernsituation zu planen, die sich im Verhältnis zu ihren beruflichen Erfahrungen darstellen sollte.

Optimal wäre natürlich, gerade im Hinblick auf kurzfristige bzw. aktuelle Themen, dass mit der Erarbeitung des Rasters und dem anschließenden Austausch darüber, alle Beteiligten das Gefühl hätten, sie hätten in einem Diskurs eine intensive Vertiefung des Themas erlebt. Eine Präsentation hätte dann in einer ungeplanten niveauvollen Diskussion stattgefunden. Diese Lerngruppe wäre weit vom „anpolitisieren" entfernt und ist sicher nicht mal unter den Studierenden der Politikwissenschaften zu finden.
Das Analyseraster teilt sich auf vertikaler Ebene in die bereits beschriebenen Taxonomiestufen auf.
Horizontal ist es gegliedert in die beiden Bestandteile politischer Mündigkeit, in politische Urteilsfähigkeit und politische Handlungsfähigkeit.
Daneben bietet es Platz zur Selbsteinschätzung des Lernenden und für die Bewertung des Lehrenden.
Die beiden Spalten, die sich auf die politische Mündigkeit beziehen, können auf inhaltlicher und methodischer, wie emotionaler Ebene bearbeitet werden, die Spalte der Selbsteinschätzung soll im optimalen Fall in die Note miteinfließen. So lässt sich Schwammigkeit in der Notengebung verhindern, gerade wenn das Fach Politik als nicht schriftliches Fach geführt wird.

## 4.5 Analyseraster

**Thema:**______________________________________

| | **Politische Urteils-fähigkeit** | **Politische Handlungs-fähigkeit** | **Selbst-einschätzung** | **Bewertung** |
|---|---|---|---|---|
| schweigend zuhören/lernen-wieder entdecken | | | | |
| Themen / Probleme definieren | | | | |
| Ressourcen kennen / nutzen | | | | |
| Vorwissen / Vorerfahrungen interpretieren | | | | |
| Alternativen definieren / nutzen | | | | |
| wahrnehmen und fühlen | | | | |
| hierarchische Abhängigkeiten von Experten definieren | | | | |
| Kontroversität erkennen und formulieren | | | | |
| Handlungsziele kommunizieren und präsentieren | | | | |
| **Zufriedenheit als Erfolg definieren und als neue Ausgangs-grundlage festhalten** | | | | |

# 5 Ausarbeitung eines Konzepts für den Politikunterricht in der beruflichen Bildung am Beispiel des Unterrichtsthemas „Rassismus“

Im Rahmen dieses abschließenden Teiles der Erarbeitung, soll am Beispiel des Bildungsganges Fachoberschule Klasse 11 im Fach Politik / Gesellschaftslehre das Analyseraster anhand eines Themas aus dem Lehrplan erprobt werden.
Die didaktische Analyse mittels des Rasters wurde durch die Autorin durchgeführt, das Analyseraster des Lernenden wurde von einem 19-jährigen Abiturienten ausgefüllt. Er entspricht sicher weniger der im Bildungsgang sonst üblichen Klientel Schüler und Schülerinnen, seine Ausführungen zeigten sich aber als gute Ausgangsgrundlage zur Interpretation. Es scheint in so weit die Wirkung politischer Bildung in gleich welcher Schulart noch nicht ausreichend geklärt zu sein.
Ausgehend von einer hypothetischen Bedingungsanalyse, entsprechend des gewählten Bildungsganges und den dafür bestehenden Richtlinien wird in diesem Abschnitt die oben entworfene Didaktik angewandt, um für ein besseres Verständnis des Lesers zu sorgen. Die exemplarische Anwendung soll dazu dienen, anhand ihrer Auswertung das Spektrum des didaktischen Einsatzes zu verdeutlichen.

## 5.1 Interpretierte hypothetische Ausgangsgrundlage

Die Schüler und Schülerinnen des Bildungsganges FOS sind zu Beginn in den meisten Fällen 16 - 20 Jahre alt. Sie kommen entweder direkt von der allgemeinbildenden Schule, an der sie die Fachoberschulreife erworben haben, oder haben ein freiwilliges soziales Jahr, den Zivildienst oder Militärdienst hinter sich. Einige besitzen auch Berufserfahrungen, im Hinblick auf eine abgebrochene Lehre. Die Klassen sind in der Regel, aufgrund der persönlichen Biographien und Schulbildung als heterogen einzustufen. Meist interessiert sie an der FOS der praktische Anteil mehr als der theoretische. Die verschiedenen Praktikumsstellen sorgen darüberhinaus noch für breite Erfahrungsspektren innerhalb der Schülerschaft.

### 5.1.1 Lehrplan für das Fach Politik / Gesellschaftslehre

In Anlage C9 bis C11 und D29, als Lehrplan für die Fachoberschule, herausgegeben vom Ministerium für Schule und Weiterbildung des Landes Nordrhein - Westfalen, finden sich beispielhafte Konkretisierungen, die als curriculare Grundlagen verstanden werden sollen. Der Lehrplan soll darüberhinaus das Anforderungsprofil für die Studienqualifikation im Rahmen des Faches Politik / Gesellschaftslehre und den Stellenwert dieses Faches im Hinblick auf wissenschaftspropädeutische Vorgehensweise verdeutlichen.
„Je nach Profil des Bildungsganges der (jeweiligen) Schule sind Gestaltungsmöglichkeiten gegeben, die in der Bildungsgangkonferenz zu vereinbaren sind.“
Das Fach Politik soll demnach gesellschaftswissenschaftliches und historisches Lernen miteinander verbinden und somit zur gesellschaftlichen Kompetenzentwicklung und Identitätsbildung der Schüler und Schülerinnen beitragen.
Merkmale wissenschaftlicher Vorgehensweise, der durch den Politikunterricht einzuübenden Arbeitsweisen, haben laut Lehrplan die Funktion, durch empirische und heuristische Verfahren, Hypothesenbildung, sowie interpretierendes Erklären die in den Bereichen Technik und Wirtschaft vorherrschenden Maßstäbe der Exaktheit und Überprüfbarkeit und deren Notwendigkeit zu vermitteln.

### 5.1.2 Besonderheiten der Berufsfelder im Hinblick auf die politische Bildung

In jedem Berufsfeld entstehen somit eigentlich berufsspezifische Problemfelder, die durch Rahmenvorgaben und Lehrpläne nicht ausreichend abgedeckt sind, sondern eine genauere Analyse des Lehrenden, bzw. in gemeinsamen Planungen, die Analyse aller Beteiligten erfordern. So zeigen sich z.B. Berufe des Sozialwesens, im Hinblick auf den Umgang mit Arbeit und Technik in anderer Weise, als Berufe der Ingenieurwissenschaften. Es bleibt festzuhalten, dass darüber zurzeit keine Einigung besteht, ob sich die politische Bildung einheitlich oder berufsbezogen zeigen soll. Die Fachdidaktiken der Politik haben leider bislang nicht darauf reagiert, dass durch den Einsatz des Lernfeldkonzeptes in der beruflichen Bildung ein Paradigmenwechsel stattgefunden hat.

## 5.2 Aspekte der Unterrichtsplanung

Im Hinblick auf die zu fördernden Kompetenzen, die im Rahmen der Berufsbildung vor längerer Zeit die Lernziele abgelöst haben, sollten sich Aspekte des Unterrichtes in erster Linie nach ihnen richten.
In der Planung des Politikunterrichtes, im Hinblick auf die drei besonderen Kompetenzbereiche zeigen sich als Unterpunkte berufsrelevante Orientierungshilfen zur Themenfindung.
Die Kompetenzen präsentieren sich durch die im Folgenden, in Zuordnung zur jeweiligen Kompetenz, näher beschriebenen verschiedenen Fähigkeiten und Fertigkeiten. Es kann aber unmöglich davon ausgegangen werden, dass keine Überschneidungen und Kumulationen stattfinden, die auch für den weiteren Unterricht genutzt werden können.

**Politische Urteilskompetenz:**
- Wahrnehmen der eigenen Voreinstellungen zu Politik auf verschiedenen Ebenen
- Auseinandersetzung mit anderen Sichtweisen und neuen Erkenntnissen
- Nutzen von Darstellungsweisen der Politik in den Medien
- Unterscheiden politischer Dimensionen
- Erkennen von Politik als Prozess
- Verstehen von Gruppenprozessen im Hinblick auf politische Einschätzungen und Verhaltensweisen
- Beurteilen von ökonomischen Bedingungen und Konsequenzen für politisches Handeln
- Beurteilen von ethischen und religiösen Vorstellungen in ihrer Bedeutung im Hinblick auf politisches Handeln
- Fragen nach Entscheidungsalternativen im Hinblick auf die Folgen und Nebenfolgen bei politischen und wirtschaftlichen Entscheidungen
- Berücksichtigen können von Erkenntnissen und Theorien der Sozialwissenschaften im Hinblick auf die eigene Urteilsbildung
- Analysieren politischer Argumente und Positionen

**Politische Handlungskompetenz:**
- Argumentieren in sachlich politischer Weise
- Auseinandersetzen mit antidemokratischen Denkmustern in kritischer Weise
- Reagieren in angemessener Weise z.B. auf autoritaristische Argumentationen
- Verstehen und tolerieren von anderen Perspektiven und unbekannten Situationen, abweichenden politischen Positionen, soweit sie nicht gegen Grund - und Menschenrechte verstoßen
- Handeln in interkulturell geprägten sozialen Zusammenhängen auf reflektierte und selbstständige Weise

- Verhalten als reflektierter Konsument im Hinblick auf eigene ökonomische Entscheidungen
- Formulieren von Fragen in öffentlichen Diskussionen im Hinblick auf eine selbstbewusste Beteiligung
- Auswählen und entscheiden in politischen Kontroversen im Hinblick auf Durchsetzung der eigenen Meinung oder der Schließung eines Kompromisses
- Präzisieren der eigenen Berufsorientierung und Berufstätigkeit vor dem Hintergrund aktueller Erfordernisse
- Nutzen der Medien zur öffentlichen Meinungsäußerung
- Entwickeln von Medienprodukten

**Methodische Kompetenz:**
- Nutzen von Medien zur Information über Politik
- Analysieren und interpretieren von Texten
- Anwenden von empirischen Methoden in elementarisierter Form
- Beherrschen von Präsentations - und Visualisierungsmethoden
- Beherrschen verschiedener Gesprächsformen
- Beherrschen von Argumentationsformen

(Quelle: Rahmenvorgabe Politische Bildung Nr. 5000)

### 5.2.1 Inhaltsauswahl

In diesem Beispiel wurde das Thema „Rassismus" ausgewählt, da es ein breites Spektrum persönlicher Bezüge liefert. Somit von sich aus schon die Gelegenheit zur Reflektion bietet. Die Themen Rechtsextremismus, Islamismus, Nationalsozialismus, ebenso wie die Frage nach Chancengleichheit, Migration, Umgang mit Minderheiten und Fremdenfeindlichkeit können im Anschluss zum Problemfeld auserkoren werden. Die Inhaltsauswahl fände nicht nach den üblichen didaktischen Kriterien statt, sondern würde sich entweder mittels des Analyserasters als alleinige Arbeit des Lehrenden darstellen. Seine Evaluation im Anschluss bietet eine neue Ausgangsgrundlage für weitere Überlegungen. Bei größerer Beteiligungsmöglichkeit der Lernenden findet die Inhaltsauswahl zum Oberthema anhand des Austausches über das Ergebnis des Analyserasters statt.
Zum Thema „Rassismus" bieten sich verschiedene Unterthemen, je nach dem, welcher Bezugswissenschaft man sich an dieser Stelle entsprechend der Lerngruppe am nächsten fühlt. Beziehungsweise inwieweit man davon ausgehen kann, dass solche Themen schon bearbeitet wurden. Mit einer BGJ Klasse im ersten Halbjahr, die evtl. zu 60 % aus Schülern mit Migrationshintergrund besteht, macht es sicher keinen Sinn zum Thema Rassismus eine Unterrichtseinheit über den Islamismus zu machen. Lässt man diese Schüler aber über die Matrix des Analyserasters eine Art Brainstorming machen, so wird sich mit Sicherheit ein Aspekt aus der Lebenswelt der Schüler und Schülerinnen finden, der sich als Anknüpfungspunkt von Lernenden und Lehrendem zur Unterrichtsauswahl eignet. Grundsätzlich sollte sich jede Lerngruppe mit größerer, oder eben im Idealfall geringerer Begleitung und Moderation des Lehrenden dazu eignen für den Politikunterricht Beispiele zu benennen. Gerade in der beruflichen Bildung ist dieses mehr als nötig, allein schon, damit der Politikunterricht mehr dazu beitragen kann, soziale Verunsicherungen abzubauen, anstatt sie zu erhalten. Mit seiner Hilfe kann ein großer Schritt in Richtung berufliche Handlungsfähigkeit getan werden, die Lernenden müssen erfahren dürfen, dass sie Verantwortung für sich übernehmen, bzw. dass sie eben für diese

Verantwortungsübernahme geschätzt werden. Zu diesem Zweck sollte eine Inhaltsauswahl auch zum größtmöglichen Teil von ihnen ausgehen.
Danach kann es in die Methodenplanung und Auswahl gehen.

### 5.2.2 Didaktische Analyse anhand des Analyseraster

Der Lehrende setzt sich im Vorfeld, mit seinen eigenen Gedanken zum Thema Rassismus auseinander. Es geht hier nicht um die Beschreibung von Lernzielen und möglichem Kompetenzerwerb, sondern allein um ein Brainstorming des Lehrenden zu den das Thema und seinen Unterricht betreffenden persönlichen Einstellungen und Haltungen.
Auch seine Befürchtungen oder Vorahnungen die Lerngruppe betreffend, kann er in seine Themenwahl mit einfliessen lassen.
Die blaue Spalte Selbsteinschätzung dient an dieser Stelle einer vorab Reflexion bzw. einer Reflexion vorangegangener Unterrichte zum gleichen Thema oder unabhängig vom Thema.
Die rote Zeile und die blaue Spalte Bewertung wird als Reflexion und Evaluation nach der Unterrichtseinheit verstanden. Sie kann aber auch dazu dienen, eine Reflexion der vorhergehenden Sequenz durchzuführen. Wichtig ist, dass jede Evaluation als Gestaltungshinweis für die neue Planung gesehen wird.

Analyseraster des Lehrenden:

**Thema : Rassismus**

| | **Politische Urteils-fähigkeit** | **Politische Handlungs-fähigkeit** | **Selbst-einschätzung** | **Bewertung** |
|---|---|---|---|---|
| schweigend zuhören/lernen-wieder entdecken | Meine Lerngruppe ist politisch motiviert, polarisiert aber stark. | Die Diskussionen laufen meist aus dem Ruder und es bedarf einer Zusammen-fassung meinerseits zur Ergebnis-sicherung | Ich würde gern mal länger warten, bevor ich das Wort wieder an mich reiße. Typisches Lehrerproblem. | |
| Themen / Probleme definieren | Rechts-extremismus / Fremden-feindlichkeit / National-sozialismus | Wann fängt was an und wo führt es hin? Wie kann Handlungs-fähigkeit aussehen? | Wie bekomme ich die verschiedenen Erfahrungen auf einen Punkt, oder soll ich sie definiert, aber differenziert stehen lassen? | |

| | Politische Urteils-fähigkeit | Politische Handlungs-fähigkeit | Selbst-einschätzung | Bewertung |
|---|---|---|---|---|
| Ressourcen kennen / nutzen | Schülerwissen aus dem Geschichts-unterricht nutzen. Webquest zu Thema machen, als Plan B. | Handlungsfähig werden, durch Handeln. Fokus auf vollständige Handlung legen. Diese müssen die SuS erkennen können. | Inneren Plan erstellen um meine Struktur zu behalten, wenn die Schüler andere Dinge einplanen, als ich sie als Ressource erkenne. | |
| Vorwissen / Vorerfahrungen interpretieren | Komme ich mit dem Thema National-sozialismus heißt es: nicht schon wieder. | Anderen Zugang finden um diese Motivations-sperre zu umgehen. | Zeitungen wälzen um z.B. einen Aufhänger für die Stunde zu finden. | |
| Alternativen definieren / nutzen | Das derzeitige Zeitgeschehen, die Rede ist von einer sozialen Krise. Zeitungsartikel sammeln im Vorfeld. | Handeln in der Krise bedeutet für den Einzelnen, für die Gesellschaft, wie gehen wir mit Fremden um, wenn es uns schlecht geht? | Hier muß ich mich nicht motivieren, sondern zurückhalten. | |
| wahrnehmen und fühlen | Das Thema ist wichtig, muss aber unbedingt rational behandelt werden. | SuS brauchen Freiraum in der Diskussion und der Erarbeitung. | Zeit im Auge behalten. | |
| hierarchische Abhängigkeiten von Experten definieren | Handeln entlang des Grundgesetzes. | Wie nah ist den SuS das Grundgesetz? Wiederholung innerhalb des Unterrichtes nötig? | GG kann ich aus dem FF. Lasse ich dann zwischendurch einfließen, wenn es sich ergibt. GG als Leifaden. | |

| | Politische Urteils-fähigkeit | Politische Handlungs-fähigkeit | Selbst-einschätzung | Bewertung |
|---|---|---|---|---|
| Kontroversität erkennen und formulieren | Andere Länder und andere Staatsformen existieren auf rassistischer Grundlage. | Bewertungen und Beurteilungen müssen sachlich kritisch und transparent sein. | Nochmal neue Infos zu den Beispielen suchen, z.B. Israel, Indien, China etc. | |
| Handlungsziele kommunizieren und präsentieren | Kritische Auseinander-setzung mit dem Thema Rassismus anhand eigener Erfahrungen der SuS. | SuS definieren für sich ihr Vorgehen und ihre Ansichten im Austausch mit den anderen Beteiligten. Kategorien-bildung durch entsprechende Präsentation. | Pädagogische Zurückhaltung in Erarbeitung und praktischer Durchführung wird neu für mich sein. SuS bestimmen die Präsentation, brauchen also Kriterien zur Entscheidung. | |
| **Zufriedenheit als Erfolg definieren und als neue Ausgangs-grundlage festhalten** | | | | |

Auswertung:

Zur Inhaltsauswahl lässt sich feststellen, dass natürlich jeder Politiklehrer durch sein Studium geprägt ist. Persönliche Haltungen bedingen darüberhinaus seinen Fokus bei der Auswahl der Unterrichtsthemen, hat dies der Lehrplan nicht schon im Voraus getan.
Eine Planung soll deshalb im Konsens mit den Haltungen und Erwartungen der Lernenden durchgeführt werden, damit der beste Unterricht nicht verpufft, weil der Adressat nur körperlich anwesend ist.
Für den Lehrenden dieses Beispiels ist es wichtig, sich auf die neue Art und Weise einzulassen, bzw. erste Erfahrungen damit zu sammeln. Er kann im Rahmen des Teiles „Selbsteinschätzung“ erste reflexive Erfahrungen sammeln und sich erst einmal für sich vom neuen Unterrichtsklima beeinflussen lassen. Auch oder gerade das Abgeben von Verantwortung will geübt sein.
Die Hauptarbeit des Lehrenden findet nun nicht mehr im Unterricht, sondern in der Vorbereitung des Unterrichtssettings statt. Er muss sich damit auseinandersetzen, wie seine Interventionsmöglichkeiten aussehen könnten, wenn die Lerngruppe zu keinem

Konsens findet, bzw. sich zu einig oder zu uneinig in der Gestaltung ihres Wissenserwerbes ist.
In diesem Fall kann man sehen, dass durch das Analyseraster drei wichtige Aspekte zum Thema Rassismus stehen bleiben. Eine didaktische Auswahl ist somit getroffen.
Die drei Aspekte lauten:

1. Zeitgeschehen im Hinblick auf Aspekte des Rassismus
2. Grundgesetz der Bundesrepublik Deutschland
3. Rassistische Staatsformen anderer Länder

### 5.2.3 Analyseraster des genannten Beispiels zum Thema „Rassismus" von Lernerseite

Für die Lernenden sind in der Unterrichtsplanung erst einmal nur die grünen Spalten auszufüllen. Die rote Zeile und die blauen Spalten dienen der Reflexion und Evaluation des Unterrichts nach dessen Ende.

| | **Politische Urteils-fähigkeit** | **Politische Handlungs-fähigkeit** | **Selbst-einschätzung** | **Bewertung** |
|---|---|---|---|---|
| schweigend zuhören/lernen-wieder entdecken | unsinnig, da direkte Fragen verhindert | „reinrufen" | | |
| Themen / Probleme definieren | Diskriminierung jeglicher Art | Courage | | |
| Ressourcen kennen / nutzen | Wahl-programme, politisches Tages-geschehen | sich informieren | | |
| Vorwissen / Vorerfahrungen interpretieren | umfassendes Informieren | sich mit eigener Meinung auseinander-setzen | | |
| Alternativen definieren / nutzen | Internet | Information | | |
| wahrnehmen und fühlen | erlebte Diskriminierung | Courage | | |

| | **Politische Urteils-fähigkeit** | **Politische Handlungs-fähigkeit** | **Selbst-einschätzung** | **Bewertung** |
|---|---|---|---|---|
| hierarchische Abhängigkeiten von Experten definieren | objektive Quellen-beurteilung | Hinterfragung und Sabotierung | | |
| Kontroversität erkennen und formulieren | verschiedene Kulturen, GER - Indien | Präsentation und spätere Diskussion | | |
| Handlungsziele kommunizieren und präsentieren | keine Zufriedenheit möglich - Welt ohne Rassismus = Utopie | „Das Beste daraus machen“ | | |
| **Zufriedenheit als Erfolg definieren und als neue Ausgangs-grundlage festhalten** | | | | |

Auswertung:

Betrachtet man sich nun dieses Raster, das durch einen Lernenden ausgefüllt wurde, der in ungefähr der Zielgruppe dieses hypothetischen Beispiels entspricht, so bleibt festzuhalten, dass es einige Überschneidungen zum Raster des Lehrenden gibt.
Beide sind der Meinung, dass ihnen das Schweigen schwer zu fallen scheint. Während der Lehrende nun der Meinung ist, sich im Schweigen üben zu müssen, sieht der Lernende sich nur als handlungsfähig, wenn er sich über das Schweigegebot hinwegsetzt. Fremdenfeindlichkeit als Thema des Lehrenden findet sein Pendant im Begriff Diskriminierung des Lernenden. Das Tagesgeschehen und auch die Möglichkeit sich zu informieren bewerten beide als Ressource und Alternative. Den Aspekt Rassismus in anderen Gesellschaften/Staaten sehen Lehrender wie Lernender als Kontroversität an.

Somit scheint einer gemeinsamen Planung nichts im Wege zu stehen. Ein solchermaßen zu Verantwortung aufgeforderter Lernender dürfte mit adäquater Begleitung und den nötigen Methoden versehen, ein größeres Maß an intrinsischer Motivation zur Beteiligung am Unterricht entwickeln als ein anderer, der nur darauf wartet, dass der Frontalunterricht beginnt und er sich einer rezeptiven Haltung oder anderen Zeitvertreiben hingeben kann.

Der Lehrende hat darüberhinaus die Möglichkeit Themen zu ergänzen oder ganz neu einzubringen, solche, die ihm wichtig sind und solche, die dem Lehrplan wichtig sind, wie z.B. den Aspekt des Grundgesetzes.

Vielleicht würde dieser hier gerade dem Lernenden aus dem genannten Beispiel klarmachen, dass seine Antwort auf den Aspekt „Politische Handlungsfähigkeit", hier im Hinblick auf die Taxonomiestufe „hierarchische Abhängigkeiten von Experten definieren", gerade die Schwachstelle seiner derzeitigen politischen Mündigkeit darstellt.

# 6 Fazit

Dieses vorläufige Konzept einer subjektorientierten Didaktik zur politischen Bildung in der Berufsbildung mag in erster Linie wie alle Didaktiken auf Theorieebene entstanden sein und somit noch seine Kinderkrankheiten haben. Im Anschluss an diese Bachelorarbeit soll es in der Praxis erprobt werden und den Ergebnissen entsprechend, wenn nötig, abgewandelt werden.

Es gibt in dieser Form aber sicher die Möglichkeit sich vorzustellen, wie neue Lehr - Lernkulturen in alte Kontexte eingebunden werden können und wann diese Einbindung tatsächlich Sinn macht. Das Lernfeldkonzept hat bislang, wie HARTH 2008 festgestellt hat, wenig für die politische Bildung in der Berufsbildung getan. Es scheint, als müsse man nun neue Wege gehen, vielleicht sogar neue fachsystematische Wege, oder eben neue subjektorientierte Wege. Die konstruktivistischen Ansätze in der Pädagogik, gerade im Hinblick auf eine mögliche Selbstbestimmung und Selbstverantwortung der Lernenden, zeigen deren Vorgehensweisen beim Wissenserwerb ebenso auf, wie ihre eigenen Aktivitäten im Endeffekt erst für eine Nachhaltigkeit sorgen.

Die Verbindung von Ermöglichungsdidaktik, mit den Prinzipien der politischen Bildung und deren Zielen, zum Einen, dem politisch Mündigen, zum Anderen, dessen Kompetenzen im Hinblick auf berufliche Handlungskompetenz, sollte zu einem transparenten Instrument für alle Beteiligten führen. Nur in der konsequenten Hinwendung vom Objekt zum Subjekt scheinen die Herausforderungen an die Urteils- und Handlungsfähigkeit der Lernenden im Hinblick auf die Politik von diesen erwerbbar.

Neue Anforderungen an die Teilnehmer beruflicher Bildung, wie z.B. die Informationsflut der Medien, die Globalisierung und darüberhinaus die schnell wechselnden Bedingungen in Arbeit und Beruf haben eine Qualitätsdebatte der politischen Bildung in der Berufsbildung angestoßen, dem Zielanspruch dieser Qualitätsentwicklung scheint politische Bildung als Bestandteil beruflicher Bildung zurzeit bei weitem nicht gerecht zu werden.

Es kann nicht sein, dass gerade an diesem Fach der Paradigmenwechsel vorbeigeht, wann könnte man mehr von der Notwendigkeit eines pädagogisierten Lebens sprechen, als in der politischen Bildung und in der Berufsbildung. Wenn das Eine nun sogar das Andere bedingt, dann braucht es reflektierte Menschen, um mit eben diesen Bedingungen umzugehen. Kompetenzmessung und -bewertung müssen transparent sein, warum nicht die pädagogische Verantwortung mit denen teilen, die im späteren Berufsleben doch auch Verantwortung übernehmen müssen?

Dann zum Teil nicht nur für sich, wie in diesem Erprobungsfall im Politikunterricht, sondern für Andere.

Die Wirksamkeit politischer Bildung ist eben deren Schwachstelle, so kann man politische Mündigkeit nicht verordnen, man kann deren Erwerb nur ermöglichen. Heute sieht der Fachunterricht Politik nur mehr wenig abfragbares Wissen vor, vielmehr gibt er klare Kompetenzvorstellungen vor, die nun zu erfüllen sind.

Im Rahmen der Leistungsfeststellung und -bewertung zeigen sich die curricularen Vorgaben leider weniger stringent. Hier teilt sich das Fach die Krux mit der allgemeinen Vorgehensweise in der Bildungspragmatik, dass neue Unterrichtsreformen nie bis zum Ende gedacht zu werden scheinen. Die Leistungsfeststellung sieht dann wieder aus wie zu Vorreformzeiten.

Mit Hilfe des erarbeiteten Analyserasters sollte es möglich sein, als Lehrender seine Lerngruppe zu interpretieren und sich den eigenen Zugang zum Inhalt, bzw. zum jeweiligen Thema des Inhaltes zu verdeutlichen. In dieser Didaktik soll im Idealfall nicht der Lehrende didaktisch reduzieren, sondern die Lernenden, ganz im Sinne der Ermöglichungsdidaktik.

Natürlich geht das zu Beginn nicht ohne Anleitung und sinnvolle Einführung.

Beginnen wir in Gedanken einmal mit dem Lehrenden, vielleicht auf der Suche nach neuen Möglichkeiten, unzufrieden mit seiner bisherigen Arbeitsweise und deren Ergebnissen, vielleicht auch frustriert vom Desinteresse der Berufsschüler und Berufsschülerinnen an seinem Unterricht, macht er sich Gedanken, wie könnte man die Motivation der Schüler und Schülerinnen steigern. Nun ist es aber mit der Motivation so, dass sie sich wenig von außen beeinflussen lässt. Im Rahmen der Handlungsorientierung ist unserem Lehrenden, den wir hier in Gedanken verfolgen, aber schon aufgefallen, dass sich die Schüler und Schülerinnen an Projekten und Unterrichten, bei denen sie sich an der Planung erproben dürfen, mehr beteiligen. Mithilfe des Rasters kann er nun erste Überlegungen dokumentieren, er geht somit in eine erste reflexive Praxis mit sich selbst. Dies bietet die Möglichkeit sich mit den eigenen Vorstellungen des Faches Politik, den Zielen der politischen Bildung und mit der eigenen bisherigen Unterrichtspraxis auseinanderzusetzen. So verhindert man darüberhinaus einen Stillstand, der durch die stets wiederkehrende Anwendung bereits vorhandener Unterrichtsentwürfe unweigerlich eintreten würde.

Das mit diesem Analyseraster zu initiierende Zusammenspiel zwischen Reflexion, situiertem Lernen und qualifizierter Praxis kann beginnen. An diesem Punkt holen wir die Lerngruppe mit ins Boot. Unser gedanklicher Politiklehrer nimmt sein Analyseraster mit in den Unterricht. Darauf folgend lässt er die Schüler und Schülerinnen jeweils ein Raster ausfüllen.

Je nach dem Grad des bisherigen Kompetenzerwerbs lassen sich nun aus den Ergebnissen der erarbeiteten Raster von Lehrendem und Lernenden gemeinsam Teilaspekte des Unterrichtes, oder aber der ganze Unterricht planen. Die Schüler und Schülerinnen erhalten Perspektiven und der Lehrende erhält über seine eigene Evaluation und Reflexion den Nachweis seiner Wirkung als Gestaltungshinweis für spätere Settings.

Durch die Beteiligung der Lernenden am Unterricht in seiner Planung, wie Durchführung und auch Evaluation erhalten diese Schüler und Schülerinnen die Möglichkeit für sich Verantwortung zu übernehmen. Sie können planen, welche Kompetenzen sie noch weiter ausbauen möchten und mit welchen Sachverhalten sie sich beschäftigen möchten. Im Hinblick auf die reflexive Praxis üben sie diese, durch das Beschäftigen mit selbstgewählten Inhalten und der Reflexion der eigenen Strategien und bisherigen Denkweisen. Sie erhalten die Möglichkeit Verantwortung für ihre Leistung zu übernehmen und im Anschluss ehrlich mit sich umzugehen, indem sie sich bewerten. Darüberhinaus bietet sich mehr Möglichkeit zu einem Austausch über Inhalt, Unterricht und soziales Klima innerhalb des Settings.

Betrachtet man die Vorgaben für eine Notengebung im Politikunterricht sollte dies alles noch im Rahmen institutioneller Bedingungen liegen.

Da bisherige Fachdidaktiken eher für die Allgemeinbildung gedacht waren und sich das Lernfeldkonzept nicht als Qualitätssteigerung politischer Bildung in der Berufsbildung herausgestellt hat (vgl. HARTH 2008), könnte sich an dieser Stelle eine Möglichkeit eröffnen, reflexive Praxis an einem besonders neuralgischen Punkt zu nutzen, der sich entscheidend zeigt im Hinblick auf das Ziel des Bildungsauftrages beruflicher Schulen. Politisches Wissen kann nicht mehr allein die Maßgabe politischer Bildung sein, nachdem man sich doch schon von Begriffen wie „Herrschaftslegitimation“ und „Mission“ verabschiedet hat.

Darüberhinaus scheint es gerade in einem Fach wie Politik konträr zu sein, mit vordemokratischen Einstellungen von Lehren und Lernen zu arbeiten. Was fehlt ist eine praxistaugliche Politikdidaktik, die es ermöglicht demokratisch zu planen, durchzuführen und zu evaluieren, damit demokratische Schulkultur erlebt werden kann und keine Worthülse bleibt. Der Streit ob nun politische Bildung vor beruflicher Verwertbarkeit geschützt werden kann und muss sollte obsolet sein.

Man könnte sich hier sowieso eher die Frage stellen, ob nicht die politische Bildung die Aufgabe haben sollte, Menschen vor beruflicher Verwertbarkeit zu schützen.

## 7 Literatur

ACHTENHAGEN, F. / JOHN, E.G. (Hrsg. / Eds.) 2003 : Institutionelle Perspektiven beruflicher Bildung. Bielefeld.

AEBLI, H. 2006 : Zwölf Grundformen des Lernens. Eine Allgemeine Didaktik auf psychologischer Grundlage. Medien und Inhalte didaktischer Kommunikation, der Lernzyklus. 13. Auflage. Donauwörth.

ALEMANN, U.v. / FORNDRAN, E. 1974 : Methodik der Politikwissenschaft. Eine Einführung in Arbeitstechnik und Forschungspraxis 2. Auflage. Mainz.

AHLHEIM, K. / HEGER, B. 2006 : Wirklichkeit und Wirkung politischer Erwachsenenbildung. Eine empirische Untersuchung in Nordrhein - Westfalen. Schwalbach /Ts.

ANDERSEN, U. / WOYKE, W. (Hrsg.) 2009 : Handwörterbuch des politischen Systems der Bundesrepublik Deutschland. 6. Auflage. Wiesbaden.

ARNOLD, K.-H. (Hrsg.) 2007 : Unterrichtsqualität und Fachdidaktik. Bad Heilbrunn.

ARNOLD, R. 2007 : Aberglaube Disziplin. Antworten der Pädagogik auf das „Lob der Disziplin". Heidelberg.

ARNOLD, R. / SCHÜßLER, I. (Hrsg.) 2003 : Ermöglichungsdidaktik. Baltmannsweiler.

ARNOLD, R. / SCHÜßLER, I. 1998 : Wandel der Lernkulturen. Ideen und Bausteine für ein lebendiges Lernen. Darmstadt.

ARNOLD, R / GOMEZ, C. 2007 : Grundlinien einer Ermöglichungsdidaktik. Augsburg.

ARNOLD, R (Hrsg.) 1996 : Lebendiges Lernen. Baltmannsweiler.

BERKE, R. 1988 : Berufsschule. In: MICKEL, W. / ZITZLAFF, D. (Hrsg.) 1988 : Politische Bildung. Ein Handbuch für die Praxis. Düsseldorf.

BONZ, B. (Hrsg.) 2001: Didaktik der beruflichen Bildung. Berufsbildung konkret. Band 2. Baltmannsweiler.

BONZ, B. / OTT, B. (Hrsg.) 1998 : Fachdidaktik des beruflichen Lernens. Stuttgart.

BRÄUER,G : Reflexive Praxis - bildungspolitischer Papiertiger, Zankapfel im Berufsfeld oder didaktische Herausforderung? In: STADLER-ALTMANN,U. / SCHINDELE,J. / SCHRAUT,A. (Hrsg.) 2008 : Neue Lernkultur - neue Leistungskultur. Bad Heilbrunn.

BUNDESINSTITUT FÜR BERUFSBILDUNG 2005 : Wir brauchen hier jeden, hoffnungslose Fälle können wir uns nicht erlauben! Wege zur Sicherung der beruflichen Zukunft in Deutschland. Bielefeld.

CLEMENT, U. / LIPSMEIER, A. (Hrsg.) 2003 : Berufsbildung zwischen Struktur und Innovation. Wiesbaden.

DAUBER, H. 1997 : Lernfelder der Zukunft. Perspektiven humanistischer Pädagogik. Bad Heilbrunn.

DUBS, R. 1995 : Konstruktivismus: Einige Überlegungen aus der Sicht der Unterrichtsgestaltung. IN: Zeitschrift für Pädagogik, 41. Jahrg., 1995, S. 889 - 903.

EDELMANN, D. / TIPPELT, R. 2007 : Kompetenzentwicklung in der beruflichen Bildung und Weiterbildung. In: PRENZEL, M. / GOGOLIN, I. / KRÜGER, H.-H. (Hrsg.) 2007 : Kompetenzdiagnostik. Zeitschrift für Erziehungswissenschaft. Sonderheft 8/2007. 10. Jahrg. Wiesbaden.

EGGER,R. / MIKULA, R. / HARING, S. / FELBINGER, A. / PILCH - ORTEGA, A. (Hrsg.) 2008 : Orte des Lernens. Lernwelten und ihre biographische Aneignung. Wiesbaden.

EICKER, F. / HARTMANN, M. / SCHILLING, E.-G. (Hrsg.) 2005 : Die Berufliche Schule als Bildungs- und Innovationsfaktor. Theoretische Grundlegung und Konzepte zu regional- und nachfrageorientiertem Lehren und Lernen. Bielefeld.

ELSTER, F. / DIPPL, Z. / ZIMMER, G. (Hrsg.) 2003 : Wer bestimmt den Lernerfolg? Leistungsbeurteilung in projektorientierten Lernarrangements. Bielefeld.

GIESECKE, H. / KLÖNNE, A. / OTTEN, D. 1976 : Gesellschaft und Politik in der Bundesrepublik. Frankfurt/M.

GRIMM, M. A. 1996 : Kognitive Landschaften von Lehrern. Berufszufriedenheit und Ursachenzuschreibungen angenehmer und belastender Unterrichtssituationen. 2. Auflage. Frankfurt/M.

GROLLMANN, Ph. / SPÖTTL, G. / RAUNER, F. (Hrsg.) 2007 : Europäisierung Beruflicher Bildung - eine Gestaltungsaufgabe. Hamburg.

GROSSER, A. 2002 : Wie anders sind die Deutschen? München.

HARTH, T. 2000 : Das Internet als Herausforderung politischer Bildung. Schwalbach/Ts.

HARTH, T. 2009 : Politik und Internet. In: ANDERSEN, U. / WOYKE, W. (Hrsg.): Handwörterbuch des politischen Systems der Bundesrepublik Deutschland. 6. Auflage. Wiesbaden.

HARTH, T. 2008 : Qualität politischer Bildung in Lernfeldstrukturen. (Unveröffentlichtes Manuskript)

HELLMER, J. 2007 : Schule und Betrieb. Lernen in der Kooperation. Wiesbaden.

HERRMANN, E. 1973 : Politische Bildung. München.

HEYSE, V / ERPENBECK, J. / MAX, H. (Hrsg.) 2004 : Kompetenzen! erkennen, bilanzieren und entwickeln. Münster.

KAILITZ, St. (Hrsg.) 2007 : Schlüsselwerke der Politikwissenschaft. Wiesbaden.

KERSTING, N. (Hrsg.) 2008 : Politische Beteiligung. Einführung in dialogorientierte Instrumente politischer und gesellschaftlicher Partizipation. Wiesbaden.

KLAFKI, W. 2002 : Schultheorie, Schulforschung und Schulentwicklung im politisch - gesellschaftlichen Kontext. Ausgewählte Studien. Weinheim und Basel.

KÖNIG, E. / ZEDLER, P. 2002 : Theorien der Erziehungswissenschaft. 2. Auflage. Weinheim und Basel.

LANGHANKY, M. 1993 : Die Pädagogik von Janusz Korczak. Berlin.

MASSING, P. 2009 : Politische Bildung. In: ANDERSEN, U. / WOYKE, W. (Hrsg.): Handwörterbuch des politischen Systems der Bundesrepublik Deutschland. 6. Auflage. Wiesbaden.

MEYER, M.A. / PRENZEL, M. / HELLEKAMPS, St. (Hrsg.) 2008 : Perspektiven der Didaktik. Zeitschrift für Erziehungswissenschaft. Sonderheft 9 / 2008.

MICKEL, W. 1996 : MethodenLeitfaden durch die politische Bildung. Eine strukturierte Einführung. Schwalbach/Ts.

MICKEL, W. / ZITZLAFF, D. (Hrsg.) 1988 : Politische Bildung. Ein Handbuch für die Praxis. Düsseldorf.

MINISTERIUM FÜR SCHULE UND WEITERBILDUNG DES LANDES NORDRHEIN-WESTFALEN 2007 : Sekundarstufe II. Berufskolleg. Fachoberschule (Klasse 11,12 und 13) Politik/Gesellschaftslehre bzw. Gesellschaftslehre mit Geschichte. Lehrplan. Schule in NRW Nr. 40012. Anlage C9 - C11. Düsseldorf 1. Auflage.

MINISTERIUM FÜR SCHULE UND WEITERBILDUNG DES LANDES NORDRHEIN-WESTFALEN 2008 : Politische Bildung. Rahmenvorgaben. Schule in NRW Nr. 5000. Düsseldorf 1. Auflage 2001. Unveränderter Nachdruck.

OSER, F. / KERN, M. (Hrsg.) 2006 : Qualität der beruflichen Bildung - Eine Forschungsbaustelle. 1. Auflage. Zürich.

PAHL, J.-P. 2005 : Ausbildungs - und Unterrichtsverfahren. Ein Kompendium für den Lernbereich Arbeit und Technik. Bielefeld.

PELZER, W. 2004 : Janusz Korczak. Hamburg.

RICHTER, A. 2006 : Qualitätsmanagement als Gegenstand der Berufsbildung. Bielefeld.

RUSTEMEYER, D. 1999 : Stichwort: Konstruktivismus in der Erziehungswissenschaft. IN: Zeitschrift für Erziehungswissenschaft, 2. Jahrg., Heft 4/1999, S. 467 - 484

SANDER, W. 2007 : Politik entdecken - Freiheit leben. Didaktische Grundlagen politischer Bildung. Schwalbach/Ts.

SANDER, W. (Hrsg.) 1997 : Handbuch politische Bildung. Band 11. Schwalbach /Ts.

SCHEUNPFLUG, A. / TREML, A.K. (Hrsg.) 1993 : Entwicklungspolitische Bildung. Bilanz und Perspektiven in Forschung und Lehre. Ein Handbuch. Tübingen und Hamburg.

SCHÜPBACH, J. 2000 : Nachdenken über das Lehren. Vorder- und Hintergründiges zur Didaktik im Schulalltag. 2. überarbeitete Auflage. Bern, Stuttgart, Wien.

SCHÜTTE, F. 2006 : Berufliche Fachdidaktik. Ein Lehr - und Studienbuch. Stuttgart.

STADLER-ALTMANN,U. / SCHINDELE,J. / SCHRAUT,A. (Hrsg.) 2008 : Neue Lernkultur - neue Leistungskultur. Bad Heilbrunn.

SCHWAN, G. / HOLZER, J. / LAVABRE, M.-C. / SCHWELLING, B. (Hrsg.) 2006 : Demokratische politische Identität. Deutschland, Polen und Frankreich im Vergleich. Wiesbaden.

TERHART, E. 1999 : Konstruktivismus und Unterricht. Gibt es einen neuen Ansatz in der Allgemeinen Didaktik? IN: Zeitschrift für Pädagogik. 45. Jahrg., Nr. 5, S. 629 - 647.

TERHART, E. 2000 : Lehr - Lern - Methoden. Eine Einführung in Probleme der methodischen Organisation von Lehren und Lernen. 3. Auflage. Weinheim und München.

THAMER, H.-U. 1998: Verführung und Gewalt. Deutschland 1933 - 1945. 1. Auflage, vollständige Taschenbuchausgabe. Berlin.

UNGERER, L. 1988 : Vorwissen, Vorerfahrungen und Vorentscheidungen. In: MICKEL, W. / ZITZLAFF, D. (Hrsg.) 1988 : Politische Bildung. Ein Handbuch für die Praxis. Düsseldorf.

VOLKWEIN, K. 2006 : Ich seh´den Text jetzt mit anderen Augen. Das Portfolio als Medium reflexiven Lernens. In: BRUNNER, I. / HÄCKER, T. / WINTER, F. (Hrsg.) 2006 : Das Handbuch Portfolioarbeit. Konzepte. Anregungen. Erfahrungen aus Schule und Lehrerbildung. Großburgwedel.

VOß, R. (Hrsg.) 2002 : Unterricht aus konstruktivistischer Sicht. Die Welt in den Köpfen der Kinder. Neuwied.

WAALDIJK, K. 2002 : Janusz Korczak. Vom klein sein und groß werden. Weinheim und Basel.